認知症予防におすすめ図書館利用術

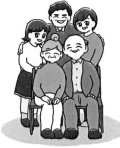

フレッシュ脳の保ち方

結城俊也 著

日外アソシエーツ

装 丁：赤田 麻衣子
イラスト：藤本 菜々恵

はじめに

　厚生労働省によると、2025年には認知症の人は700万人に達すると推計されています。また認知症予備軍まで含めると1,000万人になるとの見方もあります。これらの数字は、誰もが認知症とは無縁ではいられない社会が迫っていることを意味しています。

　現在、各種メディアによって、さまざまな認知症関連のニュースが流れてきます。代表的なものとしては、徘徊による事故の責任問題、認知症が疑わしい人の運転免許の問題、そして介護離職問題などがあげられると思います。これらの問題への対応は、まさに日本社会における喫緊の課題と言えるでしょう。

　このような現状のなか、いくつかの地域では、多様な機関がネットワークを強化して、認知症の人をサポートしていこうという動きが進んでいます。このような運動によって誰もが住みやすいまちづくりが実現すれば、上記であげたような問題も解決の糸口が見つかるかもしれません。

　では、来るべき認知症社会を迎えるにあたって、個人レベルで可能な対処にはどのようなものがあるのでしょうか。そのひとつが認知症予防です。各人ができるだけ認知症にならないような生活を心がける。そのことによって認知症になる人が少し

でも減れば、社会全体の活力維持に寄与できるでしょうし、なにより個人にとって喜ばしいことだと思います。

　そこで考えなければならないのは、どのようにして認知症を予防していくかということでしょう。世の中には多くの認知症予防の本がありますが、本書では図書館を利用して認知症を予防していくことを提案します。ではなぜ図書館なのでしょうか。ひとつには知的好奇心を刺激する様々なジャンルの本が図書館にはあるという点があげられます。本を読むという知的活動が脳を刺激することにより、認知症予防に役立つということです。また図書館では映画の上映会や読書会などをはじめ、いろいろなイベントを開催していますので、それらに参加することも脳にとって良い刺激となるはずです。

　さらにもうひとつ、図書館にはメリットがあります。それは病院や保健センターなどの医療保健施設と比べて足を運びやすいのではないかということです。現在、各地の医療保健施設で認知症予防教室が開催されていますが、若年者や男性の参加率はあまり高くないようです。その原因のひとつとして考えられるのは、医療保健施設はなんとなく堅苦しいイメージがあり、足を運びにくいというものがあるようです。その点、図書館をうまく利用することで認知症予防に役立つのなら、そのような人たちも足を運ぶのではないでしょうか。

　本書は図書館を賢く利用することによって、認知症の予防に

役立ててもらいたいというコンセプトでまとめたものです。認知症予防には、早歩きをはじめとした運動、楽しみながら頭を使う知的活動、そして友人などとの頻繁な社会交流が効果的ではないかと期待されています。そこで本書は、これらの要素を取り入れながら、上手に図書館を利用するための一提案という形式で書きました。

　本書は4つの章で構成されています。第1章「知っておこう！認知症の基礎知識」では、認知症の分類とその特徴、および軽度認知障害や社会脳からみた認知症などといった最近の話題にも触れました。第2章「やってみよう！図書館で認知症予防」では、認知症予防に役立つことが期待される図書館の利用方法について解説しました。第3章「読んでみよう！五感に響く児童文学」では、懐かしい児童文学の五感での味わい方を例示し、同時におすすめ本を50冊ほど紹介しました。第4章「活動報告　図書館で‘ライブラリハビリ活動’」では、現在私が取り組んでいる図書館での医療健康講座について紹介しています。

　本書がみなさまのお役に立てれば幸いです。

結城　俊也

目次

第3章　読んでみよう! 五感に響く児童文学

第4章　活動報告
　　　　図書館で'ライブラリハビリ活動'

第 1 章

知っておこう！
認知症の基礎知識

認知症の基礎知識

　図書館で認知症予防を始める前に、認知症の基礎知識についてごく簡単にまとめておきます。認知症は知らないうちに忍び寄ってきます。よって手遅れにならないためには、早め早めの対策が必要です。そのためには認知症についての基礎的な知識を学んでおくことは重要なことでしょう。まずは本章を頭に入れたうえで実践編に進んでください。

1 ｜ 認知症の症状

　認知症は認知機能が低下している状態像を表した総称のことです。よって認知症とは、脳の器質的変化に加え、社会的要因（人間関係や物理的環境）、心理的要因（緊張や不安など）、そして身体的要因（発熱や脱水、便秘など）が絡み合って引き起こされる認知機能の低下により、日常生活に支障をきたした状態のことといえます。

　認知症になるとさまざまな症状が発生しますが、大きく二つに分類することができます。それが中核症状と行動・心理症状といわれるものです。中核症状とは、脳の知的機能が低下することによって起こるいろいろな症状のことをいいます。行

動・心理症状とは、中核症状に本人の性格や環境の変化など
が加わることによって引き起される日常生活上の不都合な行
動や精神症状のことです。例えば自分でどこかにしまった財布
を見つけられずに、他人が盗んだと言い張る場合で考えてみ
ましょう。どこかにしまった財布が見つけられないのは、し
まったという経験そのものが抜け落ちてしまう認知機能の低下
（中核症状）です。そして、つじつまを合わせるために「誰か
が盗んだ」というもの盗られ妄想（行動・心理症状）が引き起
こされるわけです。

　以下に中核症状と周辺症状の代表例をあげておきます。

中核症状 ─────────────────────────────

・記憶障害：日常生活に支障をきたすほどのもの忘れ

・判断力低下：物事を決められない、金銭管理が困難

・実行機能障害：家事や仕事を段取りよく行えない

・見当識障害：時間や場所がわからない

・視空間認知障害：物の位置関係を理解するのが困難

・失語：話したり聞いたりがうまく行えない

・失行：麻痺などの運動障害がないのに、目的にあった
　動作がうまく行えない

・失認：視覚や聴覚、触覚などの感覚障害がないのに、
　対象を把握できない

行動・心理症状 ————————————————————

- 徘徊：家の中や外を一人で歩き回る
- 暴力行為：攻撃的に暴れたり、心無い言葉を投げかける
- 妄想：「ものを盗られた」といって周囲の人を犯人扱いするなど
- 幻覚：壁のシミが人の顔に見えるなど
- 抑うつ：気分が落ち込む、やる気が出ない、食欲がない、眠れないなど
- 不潔行為：便をいじって周囲にこすりつけるなど
- 昼夜逆転：昼寝の時間が多く、夜は動き回る

2 | 脳の疾患による認知症の分類

　ここでは代表的な四つの脳疾患別にその症状の特徴をみていきます。

・アルツハイマー型認知症

　アルツハイマー型認知症は、認知症の中で一番多いとされており、全体の60〜70％を占めるといわれています。脳内にアミロイドβというタンパクが分解しきれずに蓄積され、さらにタウ

という異常なタンパクも神経細胞内に蓄積されてきます。これにより神経細胞が破壊されると、脳の委縮が起こります。特に記憶を司る海馬の委縮が著明に起こってきます。

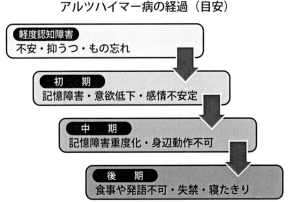

アルツハイマー病の経過（目安）

軽度認知障害
不安・抑うつ・もの忘れ

初　期
記憶障害・意欲低下・感情不安定

中　期
記憶障害重度化・身辺動作不可

後　期
食事や発語不可・失禁・寝たきり

　アルツハイマー型認知症の症状としては、中核症状として記憶障害、判断力低下、見当識障害、失行、失認などがみられます。また周辺症状としては、徘徊、暴力行為、妄想、無関心や抑うつなどがみられます。

　この認知症は徐々に症状が進行していきます。初期は軽度の記憶障害、意欲低下、感情の不安定から始まります。中期になると、身近な家族がわからなくなるなどの記憶障害の重度化や、着替えができないなどの身辺動作が困難になってきます。後期には食事や発語が困難になり、失禁も目立ち、やがて寝たきりになるという経過をたどります。

・脳血管性認知症

　脳血管性認知症は、脳梗塞や脳出血など脳の血流障害によって起こります。血流障害により、脳神経細胞に酸素が送られなくなるため、その領域が機能不全に陥ってしまいます。よって脳のどの場所に血流障害が起こるかによって、症状の出方はまちまちです。

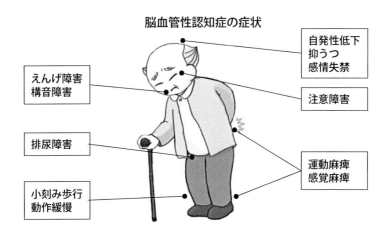

脳血管性認知症の症状

自発性低下
抑うつ
感情失禁

注意障害

えんげ障害
構音障害

排尿障害

小刻み歩行
動作緩慢

運動麻痺
感覚麻痺

　脳血管性認知症の症状は、基本的にはアルツハイマー型認知症と似ています。しかし特徴をあげるとすれば、運動障害や感覚障害、しっかりした部分と抜け落ちている部分が混在するまだら症状、そして感情のコントロールがうまくいかず、すぐに泣いたり怒ったりする感情失禁が目立ちます。

　この認知症は、脳梗塞などの再発を繰り返すたびに認知機能が段階的に悪化するという特徴があります。よっていかに再発

を予防していくかが重要になります。

・レビー小体型認知症

　レビー小体型認知症は、脳の神経細胞にレビー小体という特殊なタンパクが多数現れるものです。レビー小体が大脳や脳幹部に多数現れると、脳神経細胞間での情報伝達が不調となり、認知症の症状が起こるようになります。

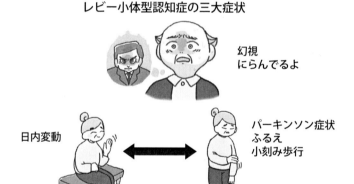

レビー小体型認知症の三大症状

幻視
にらんでるよ

日内変動

パーキンソン症状
ふるえ
小刻み歩行

　レビー小体型認知症の症状で特徴的なのは、幻視、日内変動、パーキンソン症状の三つです。幻視とは自分の足を這っている虫が見えたり、こちらをにらんでいる人が見えたりする現象です。実際にはそのような事実はないのですが、本人は虫をはらったり、にらんでいる人をこわがったりします。日内変動とは、一日のなかで調子のいいときと悪いときが移り変わることです。パーキンソン症状は、動作緩慢、手のふるえ、ちょこ

ちょこ歩く小刻み歩行が特徴的なものです。この他にも起立性低血圧などの自律神経症状や、夢の内容に反応して叫び声を上げたり、逃げ出したりするレム睡眠行動障害がみられます。

　レビー小体型認知症は、薬物への過敏性が高いといわれています。薬が効き過ぎたり、さまざまな副作用で出るといわれています。よってケアにあたっては十分に注意する必要があるでしょう。

・前頭側頭型認知症

前頭側頭型認知症は頭の前にある前頭葉と横にある側頭葉の委縮によって起こります。前頭葉は思考、判断、感情のコントロール、他人の気持ちの理解、そして意欲や集中力を司る場所です。また側頭葉は、言語の理解や記憶、そして聴覚などを司っている場所です。

前頭葉・側頭葉が萎縮する

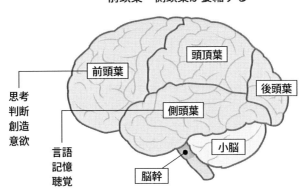

前頭側頭型認知症の症状で特徴的なのは、初期には記憶障害はあまり目立ちませんが、反社会的で常識外れな行動が目立つことです。例えば万引きや、状況もわきまえずどこかへ行ってしまう立ち去り行動がそれにあたります。その他の症状としては、毎日同じ行動を繰り返す時刻表的な生活、甘いものを際限なく食べ続けるなどの異常な食行動、言葉が出ない、意味がわからないなどの言語障害が出現します。

前頭葉、特に前頭前野は'理性の座'といわれ、人間らしい行動をとるのに必要な場所です。ここが委縮すると理性、辛抱、我慢が失われます。よってアルツハイマー型認知症と同じケアではうまくいかないことを念頭にすべきといわれています。

3 注目される軽度認知障害

近年、認知症の前段階といわれている軽度認知障害（Mild Cognitive Impairment = MCI）が注目を集めています。Petersenらの定義を要約すると、軽度認知障害の定義は以下のようになります。

①本人または家族から認知機能低下の訴えがある

②認知機能は年齢相応レベルより低下しているが、認知症ではない

③基本的に日常生活機能は正常である

　具体的には、日時や場所などの見当識は保たれているものの、段取りよく物事を進められない、新しい作業が覚えられないなどの症状を訴えるようになります。そして何も対策をしないで放置しておくと、5年で約50％の人が認知症に移行するといわれています。しかし軽度認知障害の段階で適切な対処を行えば、正常と判定される割合は14～44％であるとの報告もあります。つまり認知症にならないためには、軽度認知障害の段階で早期発見・早期対策が大切だということになるのです。

　もし軽度認知障害といわれたらどうすればよいのでしょうか。そのときは生活習慣を見直してみましょう。バランスのとれた食事内容にする、適度な運動を心がけるといった基本的なことを励行して、全身の調整をはかってください。また好奇心をもって何事にも挑戦する、新しい趣味をもつ、人との交流を絶やさないなどによって、常に脳に刺激を与えることが重要になるでしょう。

4 | 認知症と生活習慣病

　認知症は高血圧、糖尿病、脂質異常症、肥満などの生活習慣病と関連があることが指摘されています。例えば40歳代から

36年間にわたって追跡調査を行った研究によると、中年期の肥満は認知症のリスクであると報告しています。中年期に肥満だった人は、適正体重の人に比べて、アルツハイマー型認知症のリスクが3.1倍、脳血管性認知症のリスクが5倍であるとのことです。別の報告では、中年期に肥満、高血圧、脂質異常の三項目がそろうと、アルツハイマー型認知症のリスクが6倍にもなると報告しています。また日本の研究でも、糖尿病、糖尿病予備軍ではアルツハイマー型認知症のリスクが3.1倍になるとしています。

　高血圧とは血管壁に常に高い圧がかかっている状態ですので、血管が傷み、動脈硬化などを起こしやすくなります。また糖尿病によって高血糖が続くと、血管が傷つき、脳血管や脳神経に障害が起こりやすくなります。さらに脂質異常では血中の中性脂肪やコレステロールが多くなり、動脈硬化を起こしやすくなるのです。その結果、脳血管性認知症やアルツハイマー型認知症につながるわけです。以上のことから、認知症予防のために大切なのは、まず生活習慣病の予防であるといえるでしょう。

　そのためには早い時期からの食生活の改善、運動習慣の徹底、適度の休養といったライフスタイルの見直しが重要です。アルツハイマー病の原因であるアミロイドβは、認知症の症状が出現する20年前から蓄積され始めるといわれてい

す。若いからといって乱れたライフスタイルは禁物です。ぜひ生活習慣病の予防、改善を心がけましょう。

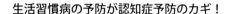

生活習慣病の予防が認知症予防のカギ！

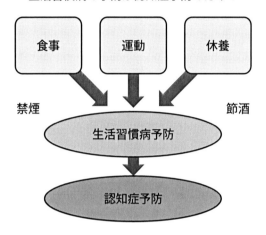

5 ｜ 社会脳と認知症

　みなさんは「社会脳」という言葉を聞いたことがあるでしょうか。社会脳とは社会的認知の活動を司る脳の領域のことです。社会脳に関わる領域は広範であり、前頭葉、頭頂葉、側頭葉、そして主要な部位の境界部分である接合領域などがネットワークを形成して、その機能を担っているといわれています。ここでいう社会的認知とは、周囲の人々とうまくつき合っていくための社会的能力のことです。例えば周囲の人々が

何をどのように感じているかを理解する能力や、そのような情報のもとに社会常識に逸脱しないようにふるまう能力がそれにあたります。私たちはこの社会的認知という能力を持ち合わせているからこそ、他人との余計な軋轢を極力避け、社会で生活していけるわけです。

社会的認知

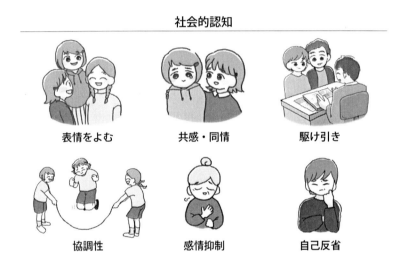

表情をよむ　　　　共感・同情　　　　駆け引き

協調性　　　　　　感情抑制　　　　　自己反省

　さて、このような社会的認知という能力ですが、2013年にアメリカの精神医学会は認知症の診断基準を改定し、「社会的認知の障害」という項目を診断基準のひとつとして加えました。当学会の診断基準は、以下のように大きく6つに整理されています。

①「学習と記憶」の障害：新しいことが覚えられない、多様な記憶の障害など

②「言語」の障害：言葉を理解したり、話したりすることの障害など

③「実行機能」の障害：多目的な課題をこなす仕事でミスが増えるなど

④「注意」の障害：仕事が長くかかる、初歩的な記憶のミスなど

⑤「知覚－運動機能」の障害：地図が読めない、方向感覚が悪くなるなど

⑥「社会的認知」の障害：相互理解をうまく築くための認知機能の障害など

　このように認知症の診断基準に新たに社会的認知の障害がつけ加えられたということは、それだけ認知症の人にとって相手の気持ちを理解することや、自分の行動を反省するようなことは容易ではないということです。このような能力の障害が高じれば、周囲とのトラブルは避けられず、やがては社会生活が破綻してしまう危険があるといえるでしょう。

　近年、社会脳という視点から認知症をとらえ直そうという動きがみられています。従来は認知症というと記憶障害を中心に語られてきました。しかし、今後は認知症を社会脳という観点からとらえ、認知症の人の抱える困難を理解していくことが大切になるでしょう。認知症の人の傍若無人とも思えるふるまいは、社会脳がうまく機能せず、他人の気持ちを理

解できないからかもしれません。また危険な行為や反社会的な行動は、自分を客観的に顧みることができないからでしょう。これらは社会的認知の障害、すなわち社会脳が適切に働かないからであるととらえれば、認知症を単に記憶障害であるとするよりも理解の幅が広がるでしょう。そこから認知症の人、および家族や介護者の抱える困難さを軽減できる糸口がつかめるかもしれません。

第 2 章

やってみよう！
図書館で認知症予防

図書館で認知症予防

　いよいよ実践編に入ります。認知症予防になぜ図書館利用が有効なのかの要点をまとめると次のようになります。

　①図書館までの行き帰りを早歩きし記憶力アップ

　②本探しで「脳力」アップ

　③読書で「育脳」

　④図書館でランチ　〜笑いでストレス解消

　⑤読み聞かせで脳を刺激

　⑥図書館イベントで脳を活性化

　さて、では具体的に図書館をどう利用すればよいのか以下ご紹介していきます。

　図書館にもいろいろな種類がありますが、最も身近なのは自治体が設置する公立図書館でしょう。公立図書館は都道府県立図書館、市区町村立図書館に分けられます。さらには同じ自治体内でも多くの分館があるため、目的に応じて使い分けてみるのもよいでしょう。

　図書館では本を読んだり借りたりするだけではなく、地域のニーズに合わせて様々なイベントが開催されています。映画の上映会、読書会などをはじめ、学習支援やビジネス支援なども行われているようです。さあ、図書館を賢く利用して認知症の予防に役立てましょう。

1 | ちょい早歩きで図書館へ
～認知症予防のきめ手は早歩き！！～

■最近、歩くのが遅くなった
－それって認知症のサインかも

　年をとると若い頃のようには早く歩けなくなるもの。80代では20代の頃と比較して、筋肉量が40％も減少するといわれています。でも注意してください。歩行スピードの低下は、単に筋肉の衰えだけでなく認知症のサインかもしれません。認知症の前段階である軽度認知障害（MCI）の人は、脳内ネットワークが衰えることによって、歩くのが遅くなり不安定になることがわかってきました。歩行は自律的な動作ですので、意識しなくても自然と身体は動くものです。しかし脳内では三次元空間の状態を瞬時に判断する視空間認知ネットワークがめまぐるしく働いています。軽度認知障害では、このような脳内の機能がうまく作動しなくなって歩行が不安定になってしまうのです。

　足や腰などの運動器に支障がないにもかかわらず、秒速80センチ以下、すなわち10秒間で8メートル以下しか歩けない人は軽度認知障害の可能性が疑われます。身近な指標としては、**青信号のうちに横断歩道を渡り切れないような人は要注意**です。一度ご自分の歩行スピードを気にかけてみるとよいかもしれませんね。

■早歩きで記憶力がアップする！

　そこで認知症予防の一番手は「早歩き」です。それを裏付けるような研究を紹介しましょう。ホノルル在住の健康な日系人男性高齢者（71〜93歳）を6年間追跡調査しました。するとあまり歩かない高齢者（1日400メートル以下）は、毎日よく歩く高齢者（1日3.2キロメートル以上）に比べ、アルツハイマー型認知症になった人が2.2倍も多かったという結果でした。つまり、**あまり歩かない不活発な生活スタイルは、認知症になるリスクが高い**といえるのです。

　また早歩きによる有酸素運動によって、記憶を司る脳の器官である海馬の体積がアップする可能性もあります。アルツハイマー型認知症では、この海馬が委縮して記憶に障害がでることがわかっています。

　有酸素運動とは酸素を多く取り込みながら、脂肪や糖質をエネルギー源として燃焼する運動のことで、ウォーキングやサイクリングなど長時間にわたって行うものです。この有酸素運動を行った高齢者とストレッチ体操を行った高齢者を比較して、海馬の体積を計測した研究があります。それによると有酸素運動群では血中のBDNF（神経細胞の栄養ホルモン）が高値を示すほど海馬が大きくなり、記憶力も向上したと報告されています。つまり、**早歩きによる有酸素運動は記憶力を向上させる効果が期待できる**といえるのです。

早歩きで記憶力アップ

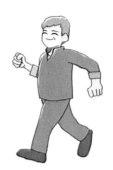

やや息がはずむ
程度の運動です

■早歩きのポイントは？

　では認知症予防に効果的な早歩きのポイントとは何でしょうか。キーワードはずばり心拍数です。やや息がはずむ程度の心拍数で歩くのが、最も効果的かつ安全に行えるターゲットといわれています。このときの**心拍数は、安静時の6割増し程度を目標**としましょう（持病がある場合は主治医に相談してください）。いまは心拍計付き腕時計なども比較的廉価で手に入る時代ですので、ご利用になるのもよいでしょう。

　心拍計がないときは自覚的強度を参考にしてください。つまり、会話はできるけれど自覚的には**「ややきつい」と感じる程度のスピード**で歩くということです。だらだら歩きではあまり効果は期待できません。年をとるとどうしても両足の幅を広くとり、一歩が小さくなってスピードが低下する傾向にあります。また足元を見ながらの「ちょこちょこ歩き（す

り足）」は転倒の危険があります。背筋を伸ばして、あと5セ
ンチ大きく振り出すように意識しながら歩きましょう。歩き方
のポイントは下表を参考にしてください。

・背筋を伸ばして両肩を下げる
・つま先を進行方向に向ける
・ひざを伸ばしてかかとから着地する
・足の指でしっかりと地面をける
・お尻を引き締めるように意識する

■どのくらい歩けばいいの？

　次に認知症予防のための早歩きは、どの程度の時間と頻度で
行えばよいのでしょうか。認知症予防で重要なことは、いかに
脳血管を健康な状態に保つかということです。脳血管を良好な
状態に保ち、脳神経細胞の委縮を防ぐことができれば、認知症
予防にいい影響を及ぼすことが期待されます。

　最近、次のようなことがわかってきました。やや息がはずむ
程度の早歩きを1時間、週3回行うと、血液中にＶＥＧＦ（血
管内皮細胞増殖因子）という物質が放出され、傷ついた血管の
代わりに新しい血管を作るように促すのだそうです。この結果
を参考にするなら、一日1時間の早歩きを週3回は行うのが望
ましいということになるでしょう。

　しかし「一日1時間の早歩き」という目標はやや高すぎて気

持ちが萎えてしまうかもしれません。また最近では歩き過ぎの弊害についての報告もなされています。

　そこでハードルを少し下げて、**10分間の早歩きを一日2〜3回行う**ことから始めましょう。これなら毎日でも実行できるのではないでしょうか。大切なのは「まずは始めてみる」ことです。

■デュアルタスク・ウォーキングってなに？

　早歩きの効果についてはおわかりいただけたと思います。でももっと効果的な歩き方があることをご存知でしょうか。それがデュアルタスク・ウォーキングです。「デュアルタスク」とは2つの課題という意味です。すなわちデュアルタスク・ウォーキングとは、2つの課題を同時に行いながらウォーキングを行うことなのです。

デュアルタスク・ウォーキング

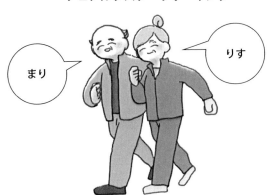

例えば「100」から「7」を順々に引きながら歩く「引き算ウォーキング」や2～3人でしりとりをしながら歩く「しりとりウォーキング」などがあります。

頭と身体を同時に使いながらの運動により、脳はより活動的に働きます。ぜひ自分なりの課題をみつけて取り組んでみてください。

■実践① 図書館へゴー！

さあ、いよいよ実践編です。新たな本との出会いを期待するのもよし、また懐かしの映画上映会や読書会に参加してみるのもよいでしょう。ぜひ自分なりの動機をみつけて図書館へ出かけてみましょう。その際は早歩きで図書館に向かってください。ここでは認知症を予防しながら、より楽しく図書館へ行くための方法を紹介します。

・行きつけの図書館を2～3館つくろう

私が常時利用する「行きつけの図書館」は3館あります。自宅から徒歩（早歩き）20分のA館、徒歩（早歩き）と電車を利用して45分（うち歩行時間30分）のB館、そして徒歩（早歩き）30分のC館です。A館は私が住んでいる地域の方々の利便性が高い図書館です。B館は私が住んでいる市の中央図書館で、文学館なども併設されている複合施設です。そしてC館は

隣接する市の中核図書館になります。以下の図にそれぞれの歩行時間を示しておきます。

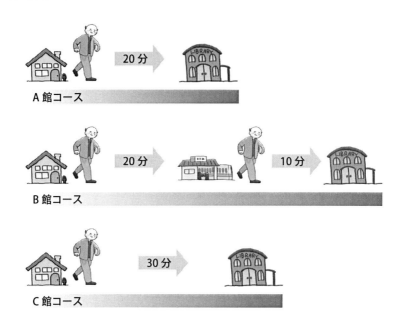

A館コース

B館コース

C館コース

　一回の連続歩行で最長なのはC館の30分ですが、往復でみれば3館とも40〜60分の歩行時間を確保できる計算です。ぜひとも図書館への行き帰りを認知症予防のために利用しましょう。行きつけの図書館をいくつかもっておくことのメリットはふたつあります。ひとつはその日の調子に合わせて歩行時間を調整できること。例えば気分の乗らないときは、A館まで歩いて行き（20分）、帰りはバスを利用するという方法もあります。また気分が乗っているときは、B館まで自宅から2駅分歩

いて行けば（35分）、行きだけで計45分の歩行時間が稼げます。臨機応変に組み合わせてみましょう。

　もうひとつのメリットは、道順が変われば気分も変わり、新鮮な刺激が脳に伝わるということです。また図書館にもそれぞれ特徴がありますので、違った刺激を受けることになると思います。それが脳の活性化にとって有益なのです。あなたもお気に入りの図書館を2〜3館つくってみませんか。

・ルートに変化をつけてみよう

　同じ図書館へ行く場合でも、たまにはルートに変化をつけてみましょう。私の場合、先ほど紹介したA館へ行くルートは3つ用意してあります。

　ルート1：住宅街ルート

　　住宅街を抜けていくルートです。住宅街というとあまりおもしろみがないように思われるかもしれませんが、意外と小さな楽しみもあるものです。例えばガーデニングを趣味とされている方の庭に咲いている花々を見ると心が癒されます。またクリスマスの時期になると、イルミネーションで自宅を飾りつける方もいらっしゃいます。そのような景色を見ながら歩いていると、とても華やいだ気分になるものです。自分なりの楽しみを発見しながら歩くと、さらに脳の活性化に役立つでしょう。ぜひト

ライしてみてください。

ルート2：野鳥の楽園ルート

　自宅近くに「野鳥の楽園」という野鳥が集まる水辺があります。ここにはカモメ、カモ、サギ、ウ、メジロ、ウグイス、カワセミなど、数多くの野鳥が集まってきます。ときにはサプライズでタヌキの親子連れに遭遇することも。

　色とりどりの野鳥を見分けることは、視覚刺激となって脳に伝わります。また野鳥の声に耳を澄ますことは、聴覚刺激となって脳をいきいきさせることにもなるでしょう。四季折々の自然を楽しみながらリラックスして歩く。これも脳にとってすてきな刺激になるのです。

ルートを変えて脳を刺激しよう

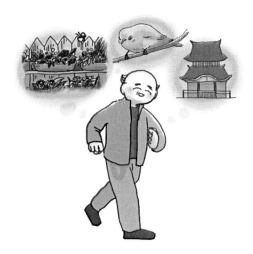

ルート3：寺町ルート

　ちょっと遠回りになりますが、寺町ルートというのもあります。ここは古い町並みが残る地区であり、寺院が密集している一帯です。このルートを歩くときは、お参りがてら寺院の建築様式や仏像を拝観しながら行くようにしています。図書館についたら、いま見てきた寺院の由来について郷土資料をあたってみるのもよいかもしれません。知的な活動があなたの脳をさらに活発にするでしょう。

・仲間と楽しく歩こう！

　一人歩きもいいですが、仲間と楽しくおしゃべりしながら歩くのもよいでしょう。先ほどの「デュアルタスク・ウォーキング」を思い出してください。同時に2つのことをやりながら歩くことが認知症予防にとっては効果的でした。喉、舌、唇を使ってことばを発すると、ブローカ野という脳の場所が働きます。おしゃべりしながら歩いて、頭と体を同時に使いましょう。また社会的交流が盛んな人は、そうでない人に比べて認知症になるリスクや介護が必要になるリスクが低いという研究もでています。さあ、あなたも仲間を誘って、図書館まで楽しくウォーキングしてみましょう。

2 ちょっと寄り道・筋力トレーニング 〜筋トレがうつに効く！？〜

■筋トレで脳を刺激

　最近、認知症予防の方法として、筋力トレーニングが注目を集めています。そこでひとつの研究を紹介しましょう。フィンランドで行われた認知症予防に関する大規模研究です。軽度認知障害（MCI）と診断された1,260名を対象に、早歩き、軽い筋力トレーニング、食生活の改善、記憶力のゲーム、健康・血圧管理などを2年間続けました。その結果、研究に参加した人は、何もしなかった人と比べて、実行機能や処理速度といった認知機能が有意に改善されたのです。この研究は1,200名以上を対象とした大規模な介入研究として話題となりました。

　この研究はいくつかの生活介入を行った結果ですので、筋力トレーニングだけが直接的に認知機能を改善させたというわけではありません。しかし認知機能の改善を期待させる重要な因子のひとつだと考えられます。筋力トレーニングは先に述べた有酸素運動と合わせて、認知症予防が期待できるものとして脚光を浴びているといえるでしょう。

　ではなぜ筋力トレーニングによって、認知機能の改善が期待できるのでしょうか。そもそも私たちが体を動かすときには、大脳の運動野という場所から運動の指令が出され、脳

幹、脊髄に伝わっていきます。そして運動神経に伝わり手足の筋肉を動かします。一方、筋肉が伸びたり縮んだりするときの情報や、痛みの情報などは、感覚神経から脊髄に伝わり、脳幹、視床を経由して、大脳の体性感覚野に伝わります。そしてその情報をもとにして、運動の微調整をはかります。このように筋肉を動かすと、そこからの情報が脳に伝わり脳内の神経ネットワークが活性化するのです。

　認知症のなかには、痛みの感覚や触覚が鈍くなっている人がいます。感覚神経の働きが低下していると、筋肉を活動させたときの痛みや、皮膚を触られたときの感覚が、脳に伝わりにくくなってしまいます。そうすると脳は刺激をうまく受け取れなくなるので、不活発になってしまう危険があるのです。また筋肉の状態や、手足がどのようになっているのかという情報がないと、運動の微調整をはかる指令もうまく出せず、悪循環に陥ってしまうのです。そこでこの悪循環を断ち切るために、筋力トレーニングを行うわけです。**筋力トレーニングを行うと、運動神経、感覚神経が活発に使われて、脳に適度な刺激を送り続けることができます。そうすることによって脳内の神経ネットワークは活発に活動し、認知機能の改善も期待できるというわけです。**

　運動の指令を出しているのは私たちの脳ですが、逆に運動をすることによって、司令塔である脳自体の活動を活性化するこ

ともできます。つまり「動け」と指令を出す脳自体の活動を「動く」ことによって活性化させるのです。座して黙しているだけでは脳は衰えます。さあ、今日から筋力トレーニングを始めましょう。

脳：運動の指令

運動神経
動かし方を
筋肉に伝える

筋肉

感覚神経
伸び縮みの感覚や
痛みの感覚を脳に伝える

■あなたの筋肉だいじょうぶ？

　みなさんは「サルコペニア」をご存知でしょうか。これは加齢によって筋肉量が減少していく症状のことをいいます。じつはこのサルコペニアが、高齢者の転倒や閉じこもりの原因として注目されています。一般的に筋肉量のピークは20歳前後といわれていて、そこから徐々に下降していきます。20歳を100とすると40歳代で20％、50歳代で30％、60歳代で40％、そして70〜80代で40〜50％も筋肉量が減少するそうです。加齢に

よってこれだけ筋肉量が減少するという事実を突きつけられると、転倒や閉じこもりはもはや他人事ではないでしょう。

　サルコペニアの原因としては、運動不足、栄養不足、炎症性サイトカインの分泌亢進などが指摘されています。このなかで運動と栄養に関しては、生活習慣のちょっとした見直しで対応が可能です。つまり適度な筋力トレーニングを習慣づけることと、良質なタンパク（必須アミノ酸）の摂取を心がけることです。高齢になっても筋力トレーニングの効果はあるという報告は数多く出ています。いつまでも元気で活動するために、ぜひ心がけてみてください。

　ではこのサルコペニアと認知症はどのように関係するのでしょうか。著しく筋肉量が減少すると、うまく手足を動かしたり、しっかりと立ったり座ったりすることが難しくなってきます。またひざなどの関節にかかる負担も大きくなります。そうするとやがてはうまく歩けなくなる歩行障害を引き起こします。そのような状態になると、ちょっとしたことで転倒や骨折の可能性が高くなってしまうのです。さらにこのときの恐怖心が原因で閉じこもりになったり、不幸な場合は寝たきりになってしまうこともあります。**閉じこもりや寝たきりのような不活発な生活では、脳に十分な刺激が行きわたりません。**そのため徐々に認知症の症状が出始めるのです。まだ若いからといって油断するのは危険です。筋肉の変化は40代からすでに

始まっています。不活発な生活習慣を見直して認知症を予防しましょう。

筋肉減少→転倒→骨折→寝たきり→認知症
筋力トレーニングで負の連鎖を予防しよう

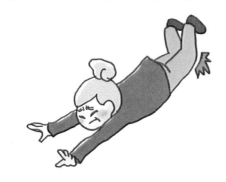

■筋トレでうつ予防

　ここでは認知症とうつの関係、およびうつに対する筋力トレーニングの効果についてみていきましょう。認知症になるとうつを併発する率が高くなることが知られています。例えばアルツハイマー型認知症の約30％にうつがみられたというものや、レビー小体型認知症では初期から約60％にみられたという報告があります。また軽度認知障害（MCI）でもうつが多く、併発すると認知症へ移行しやすいと報告されています。よって認知症予防の観点からすると、極力うつにならないようにすることが大切になります。

　現在までうつの原因としていくつかの仮説が唱えられていま

す。なかでも高齢者のうつ病の原因として重視されているのが、モノアミン作動系（ドーパミン、ノルアドレナリン、セロトニン）の神経の機能異常です。モノアミン系は意欲や気分に関連しており、特にセロトニンという神経伝達物質の分泌量の低下が重視されています。

　このセロトニンですが、筋力トレーニングや早歩き、ジョギング、水泳といった律動的な運動で脳を刺激することによって、その分泌を促せるのではないかと効果が期待されています。**つまり筋力トレーニングや運動は、脳内のセロトニン分泌量を増やし、結果としてうつの改善が期待できるということになります。**

　また最近では、運動による骨格筋への刺激が、うつの原因ではないかとされる物質を「解毒」するのではないかという報告もされています。まだ仮説の域を出ませんが、「筋力トレーニングや運動がうつに有効である」というのは、臨床上、大きくはずれたものではないでしょう。みなさん、適度な刺激の筋力トレーニングをうつや認知症の予防に役立ててみませんか。

■実践② 寄り道して筋力トレーニング

　図書館へ行く途中、ちょっと寄り道して筋力トレーニングをしてみましょう。公園などを上手に利用して行ってください。以下に紹介するトレーニングは、ごく簡単にできる基本的なも

のです。さあ、筋肉を動かして脳に刺激を与えましょう。

・無理は禁物

　筋力トレーニングは無理に行うとかえって逆効果です。体調がすぐれないとき、痛みがあるときなどは行わないようにしましょう。またいきなりトレーニングを始めるとけがのもと。ストレッチなどの準備体操をしてから始めてください。以下の注意点を守りながら、無理せず気長に続けましょう。

- ・体調が悪いときは無理をしない
- ・痛みがあるときは行わない
- ・水分補給を心がける
- ・ストレッチをしてから始める
- ・トレーニング中は息を止めない
- ・何かにつかまって行う

・鍛えたい筋肉を狙い打ち！

　体幹、骨盤、下肢の筋肉を中心に、簡単で短時間に行えるものを選びました。**筋力トレーニングのポイントは、どこの筋肉を鍛えたいのかターゲットを明確に意識しながら行うことです。**筋肉の張りや軽い痛みを意識しながら行ってください。

脚上げ

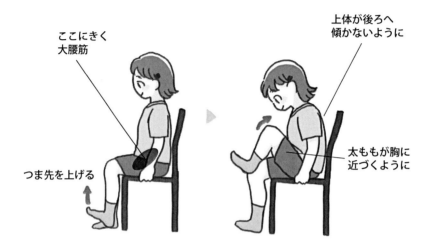

ここにきく
大腰筋

つま先を上げる

上体が後ろへ
傾かないように

太ももが胸に
近づくように

脚上げ：左右各 10 回

意識する筋肉：大腰筋（おなかの内側）

①ベンチに腰かける

②片足のつま先を上げる

③つま先を上げた脚をゆっくりと持ち上げる

④ゆっくり元へ戻す

脚横振り上げ

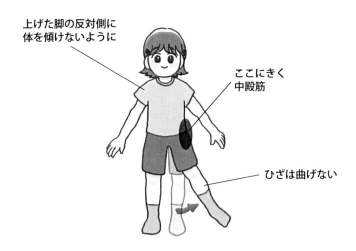

上げた脚の反対側に
体を傾けないように

ここにきく
中殿筋

ひざは曲げない

脚横振り上げ：左右各 10 回

意識する筋肉：中腰筋（お尻の横側）

①何かにつかまる

②片方の脚を横に振り上げる

③お尻の横がかたくなっていることが意識できたら元に戻す

スクワット

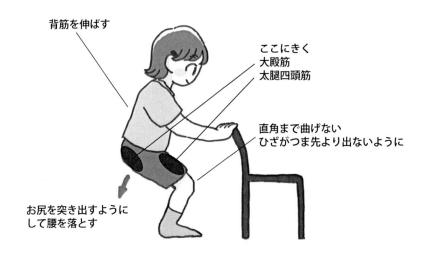

背筋を伸ばす

ここにきく
大殿筋
太腿四頭筋

直角まで曲げない
ひざがつま先より出ないように

お尻を突き出すように
して腰を落とす

スクワット：10回

意識する筋肉：大腿四頭筋（太ももの前面）・大殿筋（お尻）

①何かにつかまる

②両足を肩幅に開く

③1・2・3・4でゆっくりしゃがむ

④5・6・7・8でゆっくり立ち上がる

かかと上げ

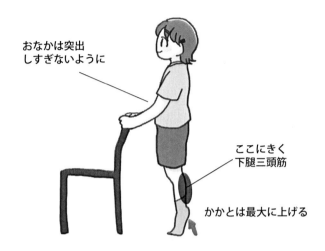

おなかは突出
しすぎないように

ここにきく
下腿三頭筋

かかとは最大に上げる

かかと上げ：10回

意識する筋肉：下腿三頭筋（ふくらはぎ）

①何かにつかまる

②1・2・3・4でゆっくりかかとを上げる

③5・6・7・8でゆっくり戻す

3 | 本探しで脳力アップ
〜覚えて探してワーキングメモリを鍛えよう〜

■記憶もいろいろ

　みなさんは認知症と聞くと、どのようなイメージを思い浮かべますか。おそらくは記憶障害が激しくなり、そのうちにひとりで生活ができなくなってしまうようなイメージを持たれるのではないでしょうか。記憶とは人生を支える根幹である重要なものです。

　この記憶には新しい情報を取り込み（登録）、その情報を保存し（把持）、そして保存された情報の取り出し（再生）という3つのプロセスがあります。そして私たちは記憶のおかげで過去と現在を結びつけ、日常生活を円滑に送ることができるのです。

　このような記憶は再生のされ方によって大きく2つに分けられます。つまり意識に再生される陳述記憶と、行動へ再生される手続き記憶です。前者の陳述記憶は、さらに2つに分けることができます。ひとつは単語の意味や数学的知識の記憶のように、社会的に通用する記憶である意味記憶。例えば「象（ゾウ）」という単語は、鼻の長い大型草食動物のことであるという記憶がこれにあたります。いまひとつは個人的な生活上の出来事の記憶であるエピソード記憶です。これは「昨日、遊園地

に行った」というような個人的な記憶のことです。そしてこの陳述記憶には、脳の海馬というところが重要な役割を担っています。

　一方、手続き記憶とは、自転車の乗り方のように身体で覚える記憶のことで、運動や行為の習熟として再生されるものです。この手続き記憶には、運動を滑らかに行うために働く小脳や、大脳半球の底にある大脳基底核という神経細胞の集まりが関与しているといわれています。

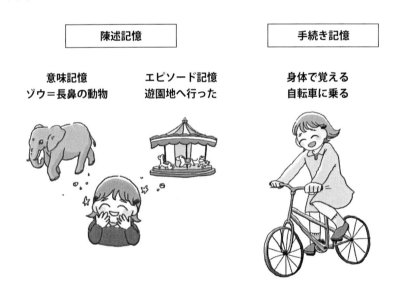

陳述記憶	手続き記憶

意味記憶　　　　　エピソード記憶　　　身体で覚える
ゾウ＝長鼻の動物　遊園地へ行った　　　自転車に乗る

　このように記憶にもいろいろありますが、認知症の記憶障害のひとつの特徴として、新しいことが記憶できないという点があげられます。では、それは一体なぜなのでしょうか。

まず私たちが日常の出来事や勉強で覚えた新しい情報は、海馬で一度整理されます。そして必要なことや印象深いことが残り、大脳皮質に蓄積されていきます。つまり海馬というところは、新しい記憶を整理して、短期的に記憶しておくという重要な働きをしているのです。しかしアルツハイマー型認知症では、この海馬が委縮してしまって十分に機能を果たせなくなります。よって最近のことを覚えるのが苦手になるのです。

■体験そのものが消えてしまう！

　みなさんはついもの忘れをしてしまうことはありませんか。昨日のお昼に何を食べたか思い出せないというようなことは誰しもが経験することでしょう。でも通常なら、人からいわれれば容易に思い出すことができます。このようなもの忘れは、加齢とともに増えていく傾向にあるようですが、いわゆる認知症のもの忘れ（記憶障害）とは異なるものです。

　年をとることによるもの忘れは、何かきっかけがあったり、誰かに指摘されれば思い出すことができるものです。つまり「食べた」という記憶はあるけれども、「何を食べたか」を思い出すことができない現象といえるでしょう。

　これに対して**認知症によるもの忘れは、「食べた」という体験そのものが記憶から消えてしまう現象です。**よって人から「おそば、食べたでしょ」といわれても、「食べてないよ」と

返すことになります。認知症の人からみれば、「食べた」という体験そのものが消えるわけですから、「食べてない」というのはある意味で本人なりの真実といえなくもありません。この点を理解することなく、認知症の人に「食べた」という客観的事実を押しつけすぎるのは、かえって酷といえるかもしれませんね。

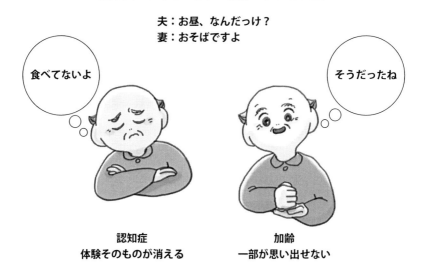

認知症によるもの忘れ・加齢によるもの忘れ

夫：お昼、なんだっけ？
妻：おそばですよ

食べてないよ

そうだったね

認知症
体験そのものが消える

加齢
一部が思い出せない

■ワーキングメモリって？

　ここでもうひとつ、私たちが日常生活を送るうえで大切な記憶であるワーキングメモリについてお話しましょう。ワーキングメモリとは、私たちが行動を起こすときに必要な記憶を一時

的に保存し、必要なときに引き出すような記憶のことをいいます。例えるなら脳内にあるメモ帳に、作業を行う段取りを一時的に書いておくようなイメージでしょうか。この記憶は作業をするときの一時的なものですので、作業が終われば忘れてもいいものです。

　例えば友人の家を初めて訪問する場合で考えてみましょう。友人宅に行くためには、まず最寄駅を下車したら東口ロータリーから続く道を50m直進し、そこにあるコンビニを右へ曲がります。次に30m先の郵便局を左へ曲がります。そこからさらに50m先の歯科医院の隣が友人宅だとします。このとき第一のチェックポイント（駅から50m先のコンビニを右）を通過したら、この記憶はすかさず消して第二のチェックポイント（30m先の郵便局）を目指します。そして第二のチェックポイントを通過したら、この記憶は消して第三のチェックポイント（50m先の歯科医院の隣）を目指すわけです。よって、いつまでも第一のチェックポイントの記憶が残っていると、かえって物事はうまく進まないでしょう。ワーキングメモリは「うまい具合に忘れていく記憶」といえるかもしれません。

　このような作業時の一時的な記憶、すなわちワーキングメモリ機能がうまく働いているからこそ、私たちは段取りよく日常生活を送ることができるのです。この機能は脳の前の部分、前頭前野と呼ばれているところの重要な働きであることが知られ

ています。そして**ワーキングメモリは、認知症やその前段階である軽度認知障害（MCI）になると衰えが生じ、日常生活の多くの場面で不都合が起こる**ことになるのです。したがってワーキングメモリは、認知症予防にあたってはぜひとも維持しておきたい能力といえるでしょう。

■実践③ 本探しで認知症予防

　ここまでのことを参考にしながら、記憶力を維持、向上させるためのポイントを確認しておきましょう。ひとつは新しい情報を取り入れ、保存し、再生する能力を鍛えること。いまひとつは作業を円滑に行うための一時的な記憶であるワーキングメモリを鍛えることです。それでは図書館で本を探しながら認知症予防を実践してみましょう。

・フロア案内図を頼りに探してみよう

　まず提案したいのが「自分で読みたい本の棚を探してみる」ということです。図書館にあるパソコンの検索ガイドに従って、本のタイトルを入力してみましょう。簡単にその本のある棚の場所がわかるはずです。棚の場所が確認できたら、次はフロア案内図の前に行きます。そしてその案内図を見ながら、目的の棚までのルートを覚えるようにしましょう。

　ひとつ例をあげてみます。私はある新書と医学書が読みたく

て、よく利用するＢ図書館にいるとしましょう。フロア案内図の前に立って、2冊の本の棚を確認して覚えていきます。まずは新書の棚「Ｖ」に行きます。案内図に向かって右方向にメイン通路を直進し、「Ｘ（日本の現代文学の棚）の10」と表記されている棚をめざします。そこを左に曲がり、ひとつ通路を越えたところが新書の棚「Ｖ」です。

　次に医学書の棚に向かいます。「Ｖ」の本棚を背にして、先ほど越えてきた通路を右方向へ直進します。そして「Ｇ（旅の本）の42」という棚まできたら左へ曲がります。そのまま進むと案内板のあるメイン通路に出ますので、そこを右へ行きます。そのまま直進すると「64」という棚があります。これが医学書の棚というわけです。

本棚探しでワーキングメモリを鍛えよう

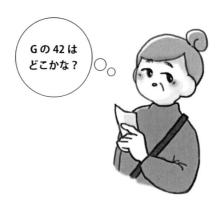

Ｇの42はどこかな？

このように**目的の棚までのチェックポイントを覚えながら記憶していくことは、ワーキングメモリを鍛えるにはもってこいの活動です**。ぜひフロア案内図を頼りにしながら、自分で本棚を探してみましょう。

＊どうしても探すのが難しいときは・・・

　そういうときは図書館の職員に聞いてください。ただし、せっかくですので職員の顔と名前を覚えるようにしてみましょう。そして、そのときにどのような質問をしたのかまでセットで覚えると、エピソード記憶として残りやすいと思います。ちょっとしたことでも認知症予防に役立てていきましょう。ぜひお試しあれ。

・タイトル覚えて記憶力アップ

　次に提案したいのが「本のタイトルと著者名を覚えて海馬を鍛えよう」ということです。新しい情報を記憶するには、脳の海馬というところが重要であることを思い出してください。そしてアルツハイマー型認知症は、海馬が衰えて記憶障害が起こるという特徴がありました。したがって新しい刺激をどんどんと入力していくことによって、少しでも海馬が衰えないようにしたいものです。そこで**本のタイトルと著者名を覚えることによって、海馬に新鮮な刺激を送ってあげましょう**。

　例えばこの本は「認知症予防におすすめ図書館利用術―フ

レッシュ脳の保ち方」という長いタイトルがついています。これをすべて間違えないように覚えていくのです。また本棚をざっと眺めて、気に入った本があったらそのタイトルと著者名も覚えてみてください。このとき一度に3冊程度まで覚えるようにしてみてください。

　次にいま覚えた本のタイトルと著者名を紙に書いてください。これは書くという行為で記憶を再生させながら、よりしっかりと定着させるための試みです。情報はインプットしただけでは忘れてしまうことが多いのです。**覚えたことを声に出したり、手で書いたりしながら、五感を働かせてアウトプットすることによって、より強固に記憶として定着するのです。**このようにしながら、海馬に絶えず新しい情報を送ってあげましょう。

　さてここでもうひと工夫。せっかく図書館で本を探しているのですから、背表紙に貼られている分類ラベルにも注目してみましょう。みなさんはこのラベルの意味をご存知でしょうか。これは本を分類整理するためのものであり、いわば本の住所のようなものです。よってこのラベルを見れば、その本のおおよその内容や置かれている場所がわかります。

　このラベルは通常3段に分かれています。上段が本の内容を数字であらわす分類番号、中段が著者もしくは書名の頭文字をあらわす図書番号、そして下段がシリーズものの場合、それが

何巻目にあたるかをあらわす巻冊記号となっています。このように意味がわかると、無機質だったラベルにも親しみがわいてくるのではないでしょうか。ぜひ本のタイトルといっしょに覚えてみてください。

・リーチングでお気に入りをゲット！

　最後に提案したいのが、手を頻繁に動かしながら頭を働かせて、記憶力をアップさせようということです。図書館で本を読もうと思えば、目的の本を本棚から取り出さなければなりません。このような目的物に手を伸ばす運動をリーチング（到達運動）といいます。ここではリーチングの効用についてみていきましょう。

　例えばあなたの読みたい本が、本棚の上から2段目、右から5冊目だとします。この本を手にするためには、本と自分との位置関係の情報が必要です。そこで読みたい本の位置を視覚で確認しながら、自分との位置関係を計算して手を伸ばしていきます。このとき自分の手や腕が、どのように動いているかを常にモニターし、目的の本に正確に手が届くように運動を修正するのです。また本をつかむときは、適度な力でつかめるように筋出力を調整することも必要になるでしょう。

　このように読みたい本に手を伸ばすという単純な動作であっても、いくつかの情報に基づいて行われているわけで

す。そのとき脳はいろいろな場所で活動することになります。まず「この本を読みたいから読む」と判断するのは、意欲、思考、注意などを行動に変える前頭葉という脳の前方の部分です。そして自分と本の位置関係を認知するには、脳の上方にある頭頂葉という場所が重要になります。さらに手や指の関節や筋肉が動くように指令を出すのは、運動野と呼ばれている場所になります。その他にもいろいろな場所が活動して、ひとつの動作が成立しているのです。

リーチングで脳を活性化

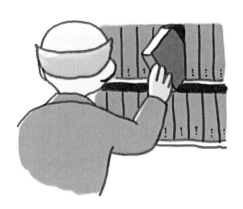

いかがでしょうか。ただ本に手を伸ばすという単純動作であっても、じつに多くの脳部位が活動していることがわかると思います。**つまり本を出し入れするリーチングによって手指をよく使えば、それだけ脳全体の活動量も増えるということです。**ですので、まずは本棚をながめ、興味の引かれた本には

積極的に手を伸ばすようにしてください。そしてページをめくりながら、気に入った文章があれば指でなぞって覚えてみましょう。本から得られる新たな驚き、発見、そして興奮はあなたの脳にとって新鮮な刺激として作用するはずです。ぜひ手指と頭を同時に使うことによって、記憶力のアップを試みてはいかがでしょうか。

なお、読んだ本は必ず元の場所へ戻すことをお忘れなく。マナーであると同時に、本の配架場所を覚えておくこと、それ自体が記憶力を鍛える良い練習になるでしょう。

4 | 読書で育脳（イクノウ）しませんか
〜知的好奇心に貪欲であれ〜

■読書は認知症予防に有益！？

みなさんは月に何冊くらいの本を読むでしょうか？活字離れが叫ばれて久しいですが、読書経験が私たちの精神世界を豊かにしてくれることは間違いないでしょう。最近、この読書が認知症予防に有益であるとの見解が指摘されるようになりました。そこで最近の研究をひとつ紹介しましょう。

アメリカのラッシュ大学医療センター研究チームは、約300人の高齢者を対象に、死亡するまでの約6年間にわたって記憶

力と思考力のテストを毎年行いました。そして同時に、読書や書き物など脳に刺激を与える習慣があるかどうかについても質問しました。その結果、**高齢期になってからでも読書などの「脳の訓練」を行う頻度の高かった人は、そうでなかった人と比較して、認知力の低下は抑えられていた**ということでした。逆にほとんど脳に刺激を与える活動をしてこなかった人は、そうでない人よりも認知力の低下が速いという結果でした。つまりいくつになっても、読書のような知的活動によって脳に刺激を与えることは、認知力低下の予防に効果が期待でき、認知症の予防にもつながる可能性があるということなのです。

　先にアルツハイマー病は脳内にアミロイドβというタンパク質が過剰に蓄積されるという特徴があることに触れました。しかし幼少期より、読書など脳に刺激を与える活動を継続的に行っていた人は、脳内のアミロイドβが少ない傾向にあるという報告もあります。もちろん因果関係が明確になっているわけではありませんが、読書が悪いということはないでしょう。みなさん、今日からでも遅くはありません。図書館で読書の習慣をつけて認知症の予防に役立ててみませんか。

■創造する力が大脳を育てる

　読書という行為は、本に印刷された文字を追っていくこと

によって、その内容を理解していくものです。印刷された文字、すなわち活字自体は記号ですので、映像や音に比べてダイレクトに入ってくる情報量は少ないといえます。そこで読書をより豊かに楽しむためには、想像力をフル回転させる必要があります。文字の組み合わせである単語を認知し、文章を理解し、そこに想像力をプラスしたとき、本はいきいきとした情報を私たちに提供してくれるはずです。そのためには文字を読むための視覚を司る領域はもとより、前頭葉、側頭葉、頭頂葉など広範な脳内ネットワークの働きが必要となります。つまり読書は、脳を全般的に活性化させる気軽な知的営みであるといえます。一説には幼少期からの読書習慣によって、集中力が増し、論理的な思考力が育まれるという報告もあります。よって**読書は脳を育てる「育脳（イクノウ）」である**といっても過言ではないかもしれません。

　では読書が脳を育むとは具体的にどのようなことでしょうか。ひとつには登場人物の気持ちになることによって、相手の感情を推し量る能力が育まれるということです。私たちは小説を読むとき、登場人物の気持ちになりながら、ハラハラしたりドキドキしたりしてストーリー展開を楽しむと思います。このように相手の気持ちを思いやる共感能力が、他者の心の働きを知る端緒になるのです。私たちは人間関係のネットワークの中で暮らしています。よって相手の気持ちを推し量る能力は、お

互いに良好な関係を築くうえでとても重要なことなのです。読書による感情移入は、相手の心の内実やその背景を理解する力を育むうえで大切なものといえるでしょう。

　そしていまひとつ重要なことがあります。それは本に散りばめられた五感を触発する言葉が、私たちの想像力をかき立てて、脳を活性化するということです。例えば登場人物のいる場所の描写から、そこがどのような風景なのかを想像するとき。また周囲に響く音や立ち込めるにおいの描写から、それらを想像するとき。夢中になって本を読みながらこれらを想像するとき、脳はその状況を実体験しているかのように活動します。ある報告によると、**読書中に描写されている景色、音、におい、味を想像しただけで、大脳のそれぞれを司る領域が活性化したそうです。**

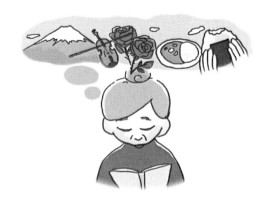

豊かな想像力で五感を刺激

いかがでしょうか。本を読むだけでこれだけ脳を使うのであれば、ぜひ読書を生活習慣のひとつに加えたいものです。私たちの想像力を刺激し、豊かな精神世界へと誘ってくれる良書はまさに「育脳本」であり、認知症予防に役立つ可能性があるといえるでしょう。

■読書とワーキングメモリ

　ここで再びワーキングメモリについてのお話をします。ワーキングメモリとは、日常生活におけるさまざまな作業を円滑に行うための一時的な記憶のことでした。例えるなら、脳内のメモ帳に大切なことを一時的に書き留めるような働きをする記憶です。このワーキングメモリは、読書をするときにとても重要な働きをします。

　例えば「ある日のこと私はお蕙ちゃんがお祖母様につれられ学校へはいってくるのを見て今さらのように胸をときめかせた」（中勘助・『銀の匙』より）という文章を読むとき、最初に読んだ内容をすぐに忘れてしまうと、何が書いてあるのか理解できなくなってしまいます。「学校へはいってくるのを見て」の部分まで読んで、主語が「私」、「お蕙ちゃん」、「お祖母様」のどれであったかを忘れてしまったら、再び最初から読み直さなければなりません。そうならないためには、読んでいる単語の意味を追いながら、読んだばかりの内容を一時

的に保持し続ける必要があります。このときに働くのがワーキングメモリという記憶なのです。

　したがって文章を読んで理解するためには、ワーキングメモリの働きによって、前文の記憶と関連づけながら読み進めることが大切になります。そうでなければ、主語と述語の関係や出来事の時間的順序、そして物事の因果関係などを理解することができなくなってしまうでしょう。

　このように読書にとって必要不可欠なワーキングメモリですが、その働きはうれしさや悲しみといった情動によって影響されるという報告があります。**特に情動的にポジティブな文章は、神経伝達物質の働きを促してワーキングメモリの働きを高める**そうです。よってお気に入りの本、なかでも気分が高揚してくるような本を読むと、ポジティブな情動が高まり、ワーキングメモリの働きが維持される可能性があるといえるでしょう。

■実践④ 図書館で本を読もう！

　ここまで本を読むことが認知症予防になる可能性についてお話してきました。ぜひ本を読んで知的好奇心を刺激しましょう。図書館は身近な知の集積地です。上手に利用しましょう。

・熟読、併読、連想読みのすすめ

　まずおすすめするのは、興味のある本にじっくりと取り組む「熟読」です。著者や登場人物の心模様を味わいながら読んでいく熟読は、自分の人生とは異なる生き方を感じることができる追体験型の読書といえるでしょう。そして、そのときに得られる喜怒哀楽の感情が、脳に良い刺激となるのです。このような追体験型の読書をすることによって、相手の感情を推察することができるようになり、コミュニケーション能力が向上するともいわれています。**このとき、あなたの脳は活性化し、新しい神経回路がつくられる可能性があるのです。**少しずつでもかまいません。毎日丁寧に読み進めていきましょう。

　次におすすめするのが、2〜3冊の本を同時に読み進めていく「併読」です。ここで大切なのは、ジャンルの違う本を同時に読むということです。例えば文芸書、趣味の本、海外ミステリーの翻訳本など異なる内容のものを同時に読み進めていきます。そうすることによって異なる刺激が入力されますので、脳にとっては良い刺激になるでしょう。

　最後におすすめするのが、ひとつのキーワードから連想を広げて、異なるジャンルの本を読んでいく「連想読み」というものです。例えばヘラブナ釣りを趣味としている人が、そのノウハウが書かれている本を借りたとします。その際にヘラ竿やヘラ浮きといった釣り道具を作る職人の話や、なれずしに代表さ

れるような鮒の食文化にまつわる本もあわせて読むのです。これが連想読みです。ひとつのキーワードからどのように連想を広げるかという活動は、創造的で知的レベルの高いものであるといえるでしょう。縦横無尽に自分なりの連想を広げていくとき、あなたの脳はより活動的に働いているのです。

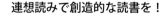

連想読みで創造的な読書を！

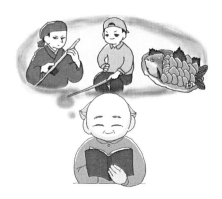

・たまには興味のない本も手にとってみよう

　読みたい本がはっきりしていないときは、図書館の本棚をざっと見て直観で選んでみるのもひとつの方法です。そうすることによって、論理的思考とともに直観力を鍛えていくのです。例えば「この本は〜について役に立ちそうだ」といったように、言葉や理論にばかり頼って選んでいると直観力は養えません。あまり堅苦しく考えずに、本のタイトル、目次などからおもしろそうな本を選んでみるのがよいでしょう。レコード全

盛期、そのジャケットにほれ込んで購入する「ジャケ買い」という現象がありました。同じように本のカバーや装丁にほれ込んで読んでみる「カバー読み」というのはいかがでしょうか。このとき、あえてふだんだったら読まないようなジャンルの本棚にいってみましょう。**脳は同じ刺激だとあきてしまいます。新しい刺激を取り入れて、あなたの脳をフル回転させてください。**

　さて、ふだんとは違うジャンルの本を読んで新しい刺激を取り入れようとするとき、ぜひ利用したい図書館サービスがあります。それはあらかじめ数冊の本をセットにして袋に詰めておき、それをそのまま利用者に貸し出す「図書館福袋」というサービスです。どうしても興味のままに本を選ぶと、自分の好きなジャンルに偏ってしまい、新しい本に手を伸ばすことが難しくなります。そこで図書館員がセレクトした本の詰め合わせを借りれば、新しい世界に出会えるかもしれません。そのときの新鮮な驚きはとても良い脳への刺激になるのです。最近、このサービスは各地の図書館に広がっていると聞いています。ぜひ上手に利用しましょう。

・気になったことを書き留めてみる

　みなさんは「エビングハウスの忘却曲線」というものをご存知ですか。これは私たちがいかに忘れっぽい存在であるかを示

したグラフです。このグラフによると、人は20分で42％、1時間で56％、そして1日後には74％のことは忘れてしまうようなのです。よって読んだ本の内容も、かなりの部分は忘却のかなたへと消えてしまうことになるでしょう。

　そこで提案です。読んだ本の気になった箇所は書き留めるようにしてみましょう。**書くという行為は手先を使いますので、手からの信号も多くなり、これを受け取る大脳の領域も発達していきます。**そして書き留めたものを読み返すことによって、忘れていた他の内容も思い出せるかもしれません。このような手を使うことによる脳への刺激や、読み返しによる記憶の再現は、認知機能の維持にとって有益といえるでしょう。

　また読書日記をつけるのもよいのではないでしょうか。これは読んだ本の感想を自分の文章で書き記していくものです。感想を文章として表現するためには、本の内容を思い出しながら、そのときの感情を再現しなくてはなりません。そして文章の構成にあたっては、論理的な思考も必要になるでしょう。このような活動は、そのすべてにおいて複雑な認知機能が必要となります。したがって、読書による認知症予防をより効果的にするためには、読書後に「書く」という行為をプラスすることをおすすめします。

5 ランチタイムは図書館で
〜作って食べて認知症予防〜

■作る、食べるに一工夫

　日々の食事内容を見直すことで認知症が予防できるのであれ
ば、こんなにうれしいことはありません。最近、各種メディア
でも「認知症に良い食事・悪い食事」といったような特集が
よく組まれているようです。認知症予防の重要なポイントの
ひとつが、いかに脳血管を若々しく保つかということです。
そのためには高血圧、脂質代謝異常、糖尿病といった生活習
慣病によって動脈硬化にならないようにすることが重要になり
ます。生活習慣病の予防には食生活の管理が欠かせません。
よってなおさら食事のことが気になるのでしょう。

　しかし、ここで注意しておかなければならないことがあり
ます。それは健康情報のひとり歩きです。代表的な例として
は、ある食材が認知症予防に効果があるという情報が流れる
と、そればかり食べようとする人が出てくることです。健康番
組の翌日、その番組で紹介された食材がスーパーで品切れにな
るなどはいい例でしょう。食事は日々行われる身近な行為であ
るため、このような情報の極端な解釈は大変危険なのです。

　さて、本書の性格上、認知症予防食の栄養学的な解説は他書
に譲ることにします。ここでは料理を作ったり、また食べたり

する行為に一工夫することによって、いかに認知症の予防に役立てるかについて考えてみたいと思います。**料理は複雑な手順の連続です。また食事は五感を刺激してくれますので、脳には多くの情報がインプットされます。**作り方や食べ方にちょっと工夫をして、認知症予防に役立てましょう。

■料理は段取り力が勝負です

　料理は実に多くの手順から成り立っています。何を作るかを構想し、素材をそろえ、手順を考えながら複数の動作を同時に遂行していきます。よって段取りよく進めなければ、料理はいつまでたっても完成しないでしょう。

　手順通りに物事を進めるには、脳内のメモ帳にやるべきことを一時的に記入しておき、順々にページをめくっていかなければなりません。このように作業時に不可欠な一時的な記憶をワーキングメモリといいました。料理をテキパキとこなしていくという行為は、このワーキングメモリを鍛えるにはとても良い活動なのです。

　また料理はいくつもの動作を同時進行させなければなりません。食材を切りながら鍋を火にかけ、同時に調味料のフタを開けるといったように、別々の手順を進行状況に合わせながら行う必要があります。これはまさにデュアルタスク、トリプルタスク（同時に2〜3つの課題を行うこと）の連続です。よっ

て、このように複雑な料理をひとりでこなすとき、脳は活性化している状態といえるのではないでしょうか。

　ここでひとつの研究を紹介します。調理動作のうち、「切る」「炒める」「盛り付ける」という3つの動作時の脳活動を調べるという研究です。結果、両側大脳の背外側前頭前野が有意に活性化していました。前頭前野は思考や記憶という最も高次な認知機能を担う重要な場所です。**つまり調理によって前頭前野が活性化したということは、調理をすることで、これらの認知機能の向上も期待できるのではないかということなのです。**

段取り力を鍛えて脳を元気に

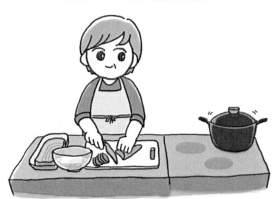

　料理を段取りよくこなすというのは、脳にとても良い刺激となっています。レトルト食品に頼りすぎず、手間ひまをかけて料理を作りましょう。あなたがかけた手間ひまぶん、脳は元気な刺激をもらっているのです。

■噛む力で脳を刺激！

　食事は日常生活のなかで、最も楽しい時間のひとつではないでしょうか。好きなものを口にしているとき、私たちの脳は至福で満たされています。料理の味はもちろん、彩り、香しいにおい、口の中に入れたときの舌触り、さらには食事のときの音、これらすべての刺激が五感を通して脳に送られます。脳は自動的に五感による感覚と結びつけて物事を記憶する傾向にあります。よって五感の刺激に満ちた食事時間は、記憶回路が最高に働くときといえるでしょう。だから食事はなるべくゆっくりと、楽しみながら食べたいものです。

　さて、食事を楽しむうえで忘れてはならないことがあります。それはしっかりと歯で噛んで食べるということです。しっかりと噛むことができないと、十分に料理を味わうことができません。それでは食事の楽しみが半減してしまいます。食事を楽しむためには、噛むための歯と噛む力が十分に備わっていることが必要です。じつはこの歯と噛む力とが認知症と深く関わっているのです。

　神奈川歯科大学名誉教授の小野塚實先生は次のような研究を紹介しています。それは健常な高齢者の歯の数と認知症の疑いがある人の歯の数の関連性を調べたものです。結果、健常な高齢者は平均14.9本の歯が残っているのに対して、認知症の疑いがある人では平均9.4本と少なかったのです。

また次のような研究もあります。21〜76歳の人を対象にして、ある課題を覚えてもらいました。そしてガムを噛む前と後で、記憶を司る海馬の神経活動にどのような変化がでるかをfMRI（機能的磁気共鳴画像法）で調べたものです。その結果、高齢者（65〜76歳）ではガムを噛むことで海馬が活性化されていたそうです。

　以上のことからいえるのは、**なるべく自分の歯を残して、しっかりと噛んで食べることが認知機能に良い影響を与え、認知症の予防効果も期待できるのではないかということなのです。**しっかりと噛めてこそ、五感を使って食事を楽しめます。このとき私たちの脳は、食事からより多くの情報を受け取ることができ、いきいきと活性化するでしょう。

しっかり噛んで認知症予防！

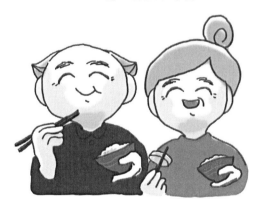

■実践⑤ 図書館ランチで気持ちもアップ

　せっかく図書館へ来たのなら、たまには「図書館ランチ」をしてみませんか。お弁当持参の「お弁当ランチ」や図書館カフェで「おしゃべりランチ」というのもいいでしょう。いつもと違う雰囲気での楽しい食事は、あなたの気持ちをアップさせるはずです。さあ、図書館ランチでいきいきライフを満喫しましょう。

・お弁当をもって図書館へ

　料理することが認知機能に良い影響を与えるのなら、ぜひお弁当を作って図書館へ行きましょう。ここでは脳を刺激するお弁当作りのポイントを紹介します。

　まずお弁当作りの前提としてお願いしたいのは、なるべく手先を使うように心がけてくださいということです。そうすることによって、手先からの感覚情報を受け取る脳の体性感覚野や、運動の指令を出す運動野が刺激されます。手間ひまを惜しまず丁寧に作りましょう。

　それでは脳を刺激するお弁当作りを始めましょう。ここで提案したいのは、栄養バランスはもちろんのこと、彩りや味のバランス、そして食感にもこだわりましょうということです。そのほうがより五感を刺激して、脳の活性化が期待できるからです。

まずは料理の彩りからです。華やかな配色のお弁当は、視覚を刺激して気分も上がります。どのような色味を使うのかを意識して作りましょう。華やかさを演出するのであれば、濃い色のおかずをとなり同士にしてみるのもいいでしょう。またメリハリをつけたいときは、薄い色と濃い色を合わせてみるのも方法です。例えば赤いトマトと緑のブロッコリー、黄色いパプリカを並べて盛りつけたり、白いご飯の上に赤い梅干しを乗せた日の丸弁当にするのもいいでしょう。あなたの色彩センスを発揮して、彩り豊かなお弁当を作ってください。

　次に味のバランスです。単調にならないように、甘味、辛味、塩味、酸味をバランスよく入れて、リズム感のあるお弁当にしましょう。豊富な味つけのおかずが入っていれば、それを感じ分ける味覚もより鋭敏に働きます。それは脳にとって良い刺激となるでしょう。

　最後は食感です。口に入れたときのフワフワ、シャキシャキ、パリパリとした食感は、料理を味わううえで大切な要素です。やわらかいもの、歯ごたえのあるものを上手に組み合わせて、いろいろな食感が楽しめるように工夫しましょう。例えばやわらかい卵焼きと歯ごたえのあるきんぴらごぼうの組み合わせはいかがでしょうか。私たちの脳は、同じような単調な刺激が続くよりも、異なる刺激が入ってきたほうが活発に働きます。ぜひ、いろいろな食感を取り入れたお弁当作りに挑戦して

みてください。

　ここまで五感を刺激するお弁当作りの3つのポイントについて述べてきましたが、つけ足しでもうひとつ。それは香りです。香りは嗅覚を刺激しますが、記憶ではこの嗅覚が重要な役割をはたします。嗅覚に基づいた連想はすばやく生まれ、長期間にわたり記憶に残るそうです。嗅覚システムは大脳皮質、海馬、そして情動や意欲を司る大脳辺縁系といわれる場所と強い関係性をもっています。だからこそ特定の香りが多くの情動的反応を引き起こすのです。

　このように大切な感覚である嗅覚ですが、ある研究によると嗅覚機能が低かった人ほど、認知力が低下するリスクが高いということが報告されています。よって嗅覚機能もぜひ維持していきたい能力といえるでしょう。嗅覚を刺激する点からすると、お弁当は若干香りが落ちているかもしれません。そのようなときは、そのおかずの香りをイメージしながら食べるようにしてください。ちょっとした努力を惜しまず、嗅覚能力を衰えさせないように心がけましょう。

　いかがでしょうか。お弁当作りもここまでこだわれば、絵画や彫刻と同じような創作活動といえるかもしれません。そうなると完成したお弁当はひとつの作品ということになります。そう考えれば、お弁当箱や箸、そしてお弁当箱を包むクロスもおろそかにはできません。これらをどう組み合わせる

かによって、お弁当の印象も変わってくるでしょう。いくつか用意しておいて、コーディネイトするのも楽しい作業ではないでしょうか。

　さて、せっかく作ったお弁当ですので、食べる場所にも変化をつけましょう。図書館内に食べる場所があれば、そこを利用するのもいいでしょう。季節がよければ外のベンチで食べるのも気持ちがいいものです。場所が変われば脳にも新たな刺激が生まれます。お気に入りの場所を探してお弁当ランチを楽しみましょう。

五感に響くお弁当で気分もアップ

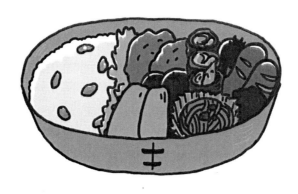

・笑うカフェには福来る

　ここでは図書館に併設されているカフェで、友達と楽しくランチすることを提案します。先ほどお弁当作りをすすめましたが、たまには雰囲気のいいカフェで友達とおしゃべりを楽しみ

ながら過ごすのもいいものです。最近、図書館のなかにはすてきなカフェを併設しているところもあるようですので、ぜひ利用してみましょう。もし近くの図書館にカフェがなければ、まわりにないか探してみてください。ランチにもいろいろと変化をつけて脳をあきさせないようにしましょう。ではなぜ図書館カフェの利用をすすめるのでしょうか。それは「カフェで友達と楽しくランチをして、ストレスを発散しよう」というところに理由があります。

「ストレスは万病のもと」といわれるように、脳にも影響を与えます。例えば離婚や失業といったストレスがかかると、脳は委縮してしまいます。ここで注目しておきたいのが、タンパク、脂質、糖の代謝に関わる副腎皮質ホルモンのコルチゾールという物質です。コルチゾールはストレスが高まると敏感に反応して、分泌量が増加します。そしてそのような状態が長く続くと、脳の海馬が委縮してしまいます。海馬は記憶を司る重要な場所ですので、なんとかして萎縮を防がなければなりません。そのためにはストレスを発散させて、コルチゾールが過剰に分泌されないようにすることが大切です。そこでストレス発散のひとつの方法として、友達とのカフェでの談笑をおすすめするわけです。

それでは図書館カフェでのストレス発散のポイントは何でしょうか。それは「笑い」です。笑いと認知機能の関係につい

て次のような研究があります。65歳以上の985名を対象に笑う頻度を調べ、笑いの頻度別に認知機能の程度を検討したものです。結果、ほとんど笑う機会がない人は、毎日笑う人と比べて、認知機能の低下症状をもつリスクが男性で2.11倍、女性で2.6倍高くなったということです。笑いと認知症予防との明確な因果関係はまだわかっていないようですが、笑いは主観的な健康感を高め、周囲の雰囲気も明るくしてくれます。さあ、「笑うカフェには福来る」、図書館カフェで大いに笑い、認知機能を健やかに保ちましょう。

笑うカフェには福来る

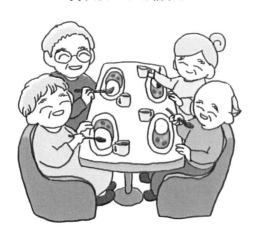

6 | 読み聞かせが効果あり！？ ～カルノタウルスが脳内を闊歩する～

■読み聞かせって効果があるの？

　みなさんは本の読み聞かせ活動が、認知機能の低下予防に効果的であることをご存知ですか。**読み聞かせ活動を行うと、読み手の脳内では思考や判断、アイディアの創造、喜怒哀楽の感情表現などの機能を司る前頭前野が活発に働きます。**よって読み聞かせは、認知症予防にも効果が期待されているのです。

読み聞かせサイクルで認知症予防！

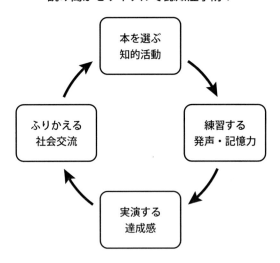

　東京都健康長寿医療センターでは、シニア世代の認知機能の低下を予防するために、絵本の読み聞かせ活動を推奨していま

す。それによると、高齢期にみられる「もの忘れ」などの認知機能の低下を予防するためには、知的活動を長期間継続的に行うことが大切だそうです。その点、絵本の読み聞かせは、知的活動を長期間継続できる理想の活動といえるのではないでしょうか。

　読み聞かせが認知機能にとって良い活動であるというのは、単に実演そのものだけの効果を指しているのではありません。本を選ぶ、練習する、実演する、そしてふりかえるという一連のサイクル全体が認知機能に効果的なのです。読み聞かせを行うときは、まずどのような本を読み聞かせればいいのかについて考える必要があります。これには思考、判断などの知的活動が伴います。次に実演の前には本の内容を覚えたり、発声練習をしたりするなどの準備が欠かせません。これらの準備が脳を刺激して、記憶力や言語能力を鍛えることになるのです。そしていよいよ本番です。聞き手が喜ぶ姿を見れば、それはやりがいのある「人生にとって意味ある活動」となるでしょう。このとき私たちの脳は喜び、ドーパミンが放出されます。ドーパミンとは何かを達成したり、ほめられたりしたときに放出される神経伝達物質です。脳はこのときの快楽を覚えていて、そこからまた読み聞かせをしたいなという意欲が生まれてくるのです。

　読み聞かせという活動は、聞き手がどのような人なのかに

よって、そのつど本を選んでいきます。よってあきることなく継続できるという利点があります。みなさんもチャレンジしてみてはいかがでしょうか。

■音読と黙読

　読み聞かせは声に出して読む音読です。これに対して通常の読書は、声を出さずに読む黙読ということになります。では両者の脳活動はどこが違うのでしょうか。黙読の場合、まず文字を読むわけですから、視覚に関わる後頭葉という脳の後方部分が働きます。そして音声の言葉の意味理解に関わる側頭葉のウェルニッケ野という場所も働きます。声を発しなくても、音声の言葉の意味理解に関わる場所が働くのは、こころの中で声に出して読んでいるからです。その他にも両側の前頭葉が働きます。

　一方、音読の場合はどうでしょうか。まず文字を目で見て、そして音の言葉に変換して口から出力しなければなりません。このとき前頭葉の補足運動野、顔や口の筋肉に指令を出す運動野、言葉をつくり出すブローカ野などを働かせる必要があります。**また思考や記憶、記憶の取り出しや他人の気持ちを理解する機能を司る左右の前頭前野も活性化します。つまり音読は脳の多くの場所を使う活動であり、記憶機能に対しても良い影響を期待できるものなのです。**

■自分の声を聞く、相手の気持ちを読む

　音読とは文章を声に出して読むことですので、当然出した声は音として自分にはね返ってきます。人は自分の声をうまく聞けないと、自分の言葉が相手に届いているか確信が持てません。そのため大切な相手に声を届けたいと思えば、注意深く自分の声をモニターし、微調整しながら声を出す必要があります。例えば**声のトーンやボリューム、文章を読むスピードや次の文章に移るタイミングなどは、自分の声を聞きながら調整していきます。そしてこの一連の行為が、じつは脳にとても良い刺激となるのです。**

　このように自分の声を聞きながら声の出し方を調整するときには、脳のいろいろな領域の連係プレーが必要になります。まず自分の声を聞くには側頭葉の聴覚野が働きます。また声を出すときに唇や舌、そして喉がどのように動いたかという情報も体性感覚野で受け取る必要があります。そしてそれらの情報に基づいて声の出し方を微調整し、運動指令を出すことになります。このとき脳の運動野が働いて、聞き手にとってよりわかりやすいように声を出すわけです。

　このように声を出しながら自分の声を聞くという行為の背景には、きちんと相手に伝わっているかどうかを確認する他者配慮の姿勢があるといえます。相手の視点に立ち、その人の気持ちを推察しようとする能力は、脳にとって大切な役割

です。しかし認知症になると、人の気持ちを理解することや自分のことを反省する能力が衰えてきます。いきなり怒り出したり、他人に無関心だったりする認知症の症状は、まさに相手の気持ちを察する能力の欠如といえるでしょう。このような相手の気持ちを理解する能力は、私たちが社会生活を営むうえで不可欠なものです。そしてこの能力が十分に機能するためには、脳の前方にある前頭前野のネットワークが働く必要があるといわれています。**聞き手の気持ちに配慮しながらの読み聞かせは、前頭葉ネットワーク機能を活発に使うには適した行為であると思います。**

　いかがでしょうか。読み聞かせという行為は、相手が読み聞かせの世界に入ってきてくれることによって成立するものです。よって読み聞かせを実りあるものにするためには、相手の視線、表情、しぐさなどを素早く読み取りながら、自分の声を調整することが大切になります。そして確実に自分の声を相手に届けるのです。このような配慮をしながら読み聞かせをするとき、あなたの脳は活発に活動するでしょう。

■実践⑥ 読み聞かせや音読で脳を刺激！

　読み聞かせも音読も声を出して文章を読むという点において、通常の読書とは異なるスタイルのものです。声を出すときのリズミカルな運動は、脳内のセロトニンの分泌を促し、私た

ちのやる気を引き出すという説もあります。さあ、声を出して本を読み、意欲的な生活を送って認知症を予防しましょう。

・滑舌を鍛えよう

　みなさんは自分の滑舌を気にしたことがありますか。自分では気づかなくても、唇や舌の動きが鈍っている、また顔の表情筋がこわばっているという原因で、相手にとって聞き取りづらい声になっている場合があります。読み聞かせの基本は、相手にとってわかりやすいようにはっきりと読むことです。そのためには口唇や舌をよく動かして、滑らかに声を出すようにしましょう。

　例えば唇の動きです。上下の唇をしっかりつけないと「マミムメモ」や「パピプペポ」といった音は区別がつきにくくなります。この音をうまく発音できない人は、顔の表情筋や唇をしっかりと閉じるための口輪筋が弱っているのかもしれません。このようなときは、よく口唇を動かして口輪筋を鍛える必要があります。

　また舌の筋力が低下している場合、舌が常に下がっている低位舌という状態になってしまいます。舌は本来であれば、上あごに軽くついている状態が正常な位置といわれています。しかし低位舌の場合、舌が気道をふさぎがちになり、そのため喉に力を入れて声を出す喉声になってしまいます。そしてしっかり

と舌を上あごにつけられないと「タチツテト」の発音が不明瞭になってしまうのです。このようなときは、舌の筋肉を鍛えることによって問題を解決していきましょう。

　それでは具体的なトレーニング方法について解説していきます。以下は頬・口唇のトレーニング、舌筋のトレーニング、そして発音のトレーニング方法です。鏡の前に立ち、動きや表情を確認しながら行ってください。**そうすることによって、筋肉からの感覚を受け取る脳の体性感覚野や、運動指令を出す運動野が刺激されます**。これも認知症予防に役立つことが期待されるといえるでしょう。

頬・口唇のトレーニング

①唇を閉じて頬に空気を入れてふくらませます。

②上の状態で頬の空気を回転させるようにします。

③唇をとがらせて頬をへこませます。

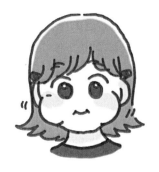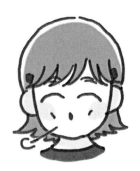

舌筋のトレーニング

①舌をベエーと前に突き出します。

②舌で唇を左右交互になめるように動かします。

③舌全体が上あごに吸いつくように押し当て5秒間キープします。

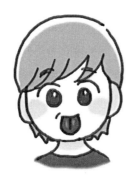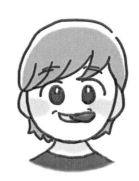

発音のトレーニング

　「パンダノタカラモノ」という発音を10回繰り返します。

　「パ」の発音は唇を閉じる筋肉のトレーニング、「タ」の発音は舌を上あごに押しつける筋肉のトレーニング、「カ」は喉を閉めるためのトレーニング、そして「ラ」の発音は舌先が滑らかに動くためのトレーニングです。

・カルノタウルスで脳内刺激

　「カルノタウルス」と聞いて何を思い浮かべますか。「恐竜」と答えられた人は相当の恐竜通かセンスのいい人です。そ

う、正解は白亜紀後期に地上を闊歩していた恐竜です。映画『ジュラシックパーク』にはヴェロキラプトルやブラキオサウルスといった聞きなれない名前の恐竜がたくさん登場していました。しかし舌をかみそうなこれらの名前も、繰り返し声に出していると、いつしか口なじんでいくものです。

私たちが普段の会話で使っている言葉は、そのほとんどが口なじんだ言葉であり、自動的に出てきます。でも聞いたことのない不慣れな言葉を口に出そうとすると、つっかかってしまい、なかなかうまくしゃべれません。このとき滑らかに声に出すためには、繰り返しの学習が必要になります。

私たちの脳は新しい刺激を送り続ければ、年齢に関係なく変化し続けるといわれています。脳は新しい状況に出会うと、なんとか適応しようとして活発に働き始めるのです。しかし基本的に脳は楽をしようとする性質があります。なぜなら脳にとってみれば、慣れ親しんだ範囲で物事を処理したほうが、負担が少なくてすむからです。でも決まりきったことしか行わないと、脳はやがて柔軟性を失い、新しい状況への適応能力が衰えてしまう危険があります。よく年を取ると頑固になるといわれますね。それは新しい経験を拒否し続けた結果として起こる'脳の硬直化'なのかもしれません。

このような状態は脳にとっては不幸なことです。**脳は新しい刺激を送り続けることによって、神経細胞の樹上突起（神経細**

胞から伸びる枝）は豊かになり、シナプスは育ちます。つまり脳神経細胞同士のネットワークはよくなるのです。よって脳の柔軟性を保ち元気な状態にしておくには、常に新しい刺激が必要になるのです。

　読み聞かせで不慣れな言葉を声に出してみる。このとき脳の血流量はアップし、活性化することが期待できます。そして脳内で新たなネットワークが形成されるのです。みなさん、読み聞かせに挑戦するときには、ぜひ不慣れな言葉が出てくる本を選んでみてください。お孫さんに恐竜の絵本を読んであげるとき、カルノタウルスがあなたの脳内を闊歩し、どんどん刺激してくれるでしょう。

カルノタウルスが脳内を闊歩する

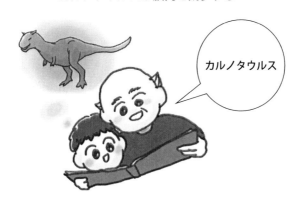

カルノタウルス

・オノマトペを楽しもう

　オノマトペという言葉をご存知でしょうか。例えば「猫がニャーニャーと鳴いている」や「人がスタスタと歩いてい

る」といったときの、「ニャーニャー」や「スタスタ」がオノマトペにあたります。前者の「ニャーニャー」は、猫の鳴き声（音）をまねることによって言語的な感性を表現したもので、擬音語といわれます。後者の「スタスタ」は、歩くという動作を視覚でとらえたときの空間的な感性を表現したもので、擬態語といわれています。

　日本には豊かなオノマトペがたくさんありますが、それは日本語が他言語に比べて音節数が少ないため、それを補うためであるとの説があります。またフランスの地理学者であり、東洋学者でもあるオギュスタン・ベルクは、日本語に擬音語や擬態語が多いことが日本的なのではなく、「きらきら」が強くなると「ぎらぎら」になり、「カタカタ」が激しくなると「ガタガタ」になるところに特色を見出しました。「きらきら」と「ぎらぎら」はそのときの文脈に依存して使い分けられます。爽やかな輝きを表現するのであれば前者でしょうし、深い情念を表現するなら後者が選ばれるでしょう。よって豊かなオノマトペを用いる私たちは、状況に属している特徴によっていろいろと説明しようとする「述語的な言語文化」のなかで暮らしているといえるでしょう。

　このようにオノマトペとは、微妙な感覚の違いを表現できる感性言語であることがわかります。そして豊かなオノマトペで書かれた本は、読者の想像力を喚起させ、感情を引き込

む効果をもっています。そのことを証明する次のような研究があります。ある人に目を閉じた状態で「ゲラゲラ」という単語を聞いてもらいます。そのうえで頭の中でイメージをもってもらい、脳内のどこが活性化するかを調べるというものです。ｆ MRI（機能的磁気共鳴画像法）を用いた結果、目を閉じた状態であるにもかかわらず、人間の顔の処理に特化した視覚を司る領域が活性化したそうです。これは「ゲラゲラ」という単語が刺激となり、脳内の人間の顔の処理に特化した視覚領域で笑い顔をイメージしたと考えられます。**つまりオノマトペには、私たちの想像力を豊かに喚起し、脳内のさまざまな領域を刺激する可能性があるということなのです。**

　ここでひとつの小説を例に出して、オノマトペの効用についてみていきたいと思います。以下は向田邦子の『せい子・宙太郎』からの抜粋になります。主人公のせい子と宙太郎が、八ヶ岳で遭難したはずの南と再会する場面です。

宙太郎が<u>ゴクリ</u>と唾を呑み込んだ。
「本当に生きてたんですかッ」
せい子が宙太郎の背中から、<u>そろり</u>と顔を出した。
せい子と宙太郎は、南と共に、玉木家へ引き返した。木戸にまわる間も惜しんで、表玄関の戸を<u>ドンドン</u>と叩くと、裏庭でタカモリの吠える声が聞こえた。

下線部分がオノマトペになりますが、次にこの部分を外してみましょう。

宙太郎が唾を呑み込んだ。
「本当に生きてたんですかッ」
せい子が宙太郎の背中から、顔を出した。
せい子と宙太郎は、南と共に、玉木家へ引き返した。木戸にまわる間も惜しんで、表玄関の戸を叩くと、裏庭でタカモリの吠える声が聞こえた。

　オノマトペがなくても意味は通じます。しかし、あったほうが宙太郎の驚愕する様子、せい子が恐る恐るのぞく様子、そしてせい子、宙太郎、南が息せき切って激しく戸を叩く様子が伝わってくるのではないでしょうか。つまりオノマトペがあったほうが、状況のイメージが広がって、登場人物の心象風景に共感しやすいのです。

　いかがでしょうか。豊かなオノマトペを声に出して楽しみながら、ぜひ想像の世界を広げてみてください。そのとき、あなたの脳は刺激に満ちあふれ、認知症予防も期待できるといえるでしょう。

7 | 図書館イベントで元気脳
〜人との交流は脳のごちそうです〜

■他人とつながる脳

　ミラーリングという行為があります。これは自分と同じような しぐさを相手が無意識にしているとき、その相手に好感をも ちやすくなるという現象です。私たちの身体は自然と相手に同 期してしまう傾向があるようです。ある研究によると、会話者 同士の身体の動きは鏡に向かい合うように同期しており、こ の同期リズムはほとんど崩れなかったと報告されています。 視線、表情、身振りなどの非言語的な身体動作の同期は、コ ミュニケーションには不可欠な要素です。このようなリズム同 期があるからこそ、お互いの「つながり感」が育っていくとい えるでしょう。

　私たちの脳には、他人の行動と自分の行動を結びつけ、他人 の気持ちやこころを推察しようとするミラーニューロンという 神経があることが知られています。人間は社会的動物であると いわれるように、他人と無関係では生きていけません。よって 他人の気持ちを察し、うまくつき合っていく能力は不可欠なも のといえるでしょう。

　しかし認知症になると自分の世界に固執してしまい、他人へ の配慮が苦手になる場合があります。まさにミラーニューロン

システムがうまく働かなくなった状態です。一般的に認知症というと記憶障害のイメージが強いかもしれません。しかし他人への配慮が行き届かなくなってしまうという点も、認知症の特徴のひとつなのです。

したがって認知症予防を考えるにあたっては、いかに他人の気持ちを読み取る能力を維持できるかということにも留意する必要があるでしょう。 私たちの脳は常に周囲に気を配り、他人の脳とのつながりを求めています。脳と脳とのコミュニケーションが充実するとき、あなたの脳は元気に活動しているのです。ぜひ図書館でのイベントに参加して、社会的交流の機会を増やしてみませんか。楽しい交流を通して、相手を思いやる能力が衰えないようにしていきましょう。

■社会との絆が認知症を予防する

他人の気持ちやこころを推察する能力を維持したいのなら、人と会って話をしたり、一緒に何かをしたりする社会的交流を頻繁に行うのがいちばんです。**社会的交流が多いということは、ミラーニューロンを働かせて、他人の気持ちを推察しようとする機会も増えることになります。このとき脳は活発に働き始め、認知力もアップすることが期待されるのです。**

ここで社会的交流と認知症リスクとの関係性についての研究を紹介します。ストックホルムにおいて、1,200人を対象にし

た3年間の追跡調査です。この研究によると、社会的な交流関係が限られている人は、そうでない人よりも認知症、アルツハイマー病を発症するリスクが高いことがわかりました。またわが国においても、同居者以外の人との交流が週1回未満の高齢者は、毎日頻繁に交流している人に比べて、認知症になるリスクが1.39倍だったとの報告がなされています。

　これらの結果から、いかに社会的交流が認知症予防のために重要であるかがわかると思います。そしてその背景には、社会的交流を通して育まれる「お互いの気持ちを察し合う能力」という大きな要因があるのではないでしょうか。みなさん、家に閉じこもってばかりいては、脳は元気をなくしてしまいます。脳と脳とのつながりを求めて図書館へ行ってみましょう。

社会交流で脳と脳をつなげよう

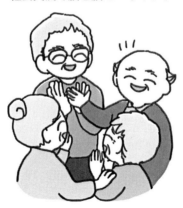

■会話と脳

　認知機能を維持するためには、社会的交流が大切なことがおわかりいただけたと思います。では社会的交流を図るときの大切なポイントとは何でしょうか。答えは楽しく話すこと、すなわちいきいきとした会話です。会話という行為は、話す内容をあらかじめ決めておいて、それをトップダウン式に伝えるというものではありません。普段の日常会話というものは、そのつどの状況や時間の流れに伴って奔放に変化していきます。今、グルメ情報について話していたかと思えば、次の瞬間にはテレビドラマの話しをしているといった経験は誰しも思い当たることがあるでしょう。このようなことが可能になるのは、私たちの脳に相手の表情や言葉の背景を読み、適切な言葉を返す能力が備わっているからです。

　では、このような変幻自在な会話が成立するためのカギはどこにあるのでしょうか。それは聞き手にあります。それを裏づけるようなひとつの研究を諏訪東京理科大学の篠原菊紀先生が紹介しています。先ほど会話をしているときの非言語的な身体動作の同期について触れましたが、どうやら脳活動も同期しているということが示されたプリンストン大学のステファンらの研究です。会話がはずんでいるときの両者の脳活動を計測します。すると会話がはずんでいるときには、両者の脳活動が同期していました。しかし会話に行き詰まると同調現象は消失した

そうです。注目すべきことは、聞き手の左脳の上側頭回という場所が、話し手よりも先に活動していたということです。この場所は「予測」や「比喩の理解」にかかわるところであり、ここでの活動が強いほど会話は「いい感じ」になるそうです。

つまり相手の話を真剣に聞き、言葉の真意まで予測して読み取ろうとするとき、会話ははずみ、脳は刺激されることになるのです。 ここでも他人の気持ちを推察する能力の大切さが示されています。私たち人間に備わったこのすばらしい能力は、いつまでも衰えることなくもち続けたいものです。

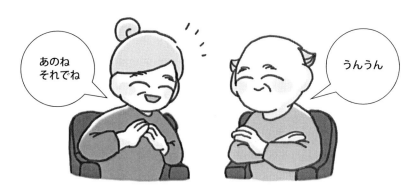

聴く力を鍛えれば会話もはずむ

■実践⑦ イベントに参加しよう！

ここまで認知機能を保つためには、社会にかかわる機会を多くしたほうがよいことについて述べてきました。さあ、図

書館イベントに参加してみましょう。チャレンジ精神をもっていろいろな活動を行い、新しい仲間を増やして脳を刺激してください。

・読書会、ビブリオバトルで知的興奮を！

　読書会は図書館イベントとしては古くから取り組まれているものです。また最近では「知的書評合戦」とも呼ばれているビブリオバトルも図書館で行われるようになりました。一口に読書会といっても、そのスタイルには各種のものがあるでしょう。ここでは事前に読む本を決定しておき、参加者全員が当日までに読んできて、そして意見交換をするというスタイルでその効用を考えてみましょう。

　読書会が脳を刺激するにあたっては3つの作用があると考えられます。まずはその本を深く理解するための読解力が養われるという作用。次に本の内容を端的にまとめて説明する要約力が養われるという作用。そして最後が他人の意見を参考にして、自分の意見を省みるメタ認知力が養われるという作用です。

　読解力には文章に書かれていない背景まで読み込む力、いわゆる行間を読む力が大切です。そのためには文章の前後関係を的確に把握する能力、そして抽象的表現に対する想像力が必要になります。要約力には全体の中から重要な部分を抽出する能

力が大切になります。そのためには物事の本質は何なのかを見抜く洞察力が必要でしょう。そしてメタ認知力ですが、これは物事を俯瞰して客観的にとらえる能力のことです。そのためには偏見を排除したバランス能力が必要になるでしょう。

本を語る楽しみが脳をいかす

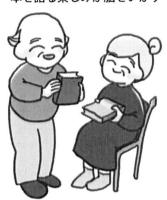

　これらの能力は認知症になるとどうしても衰えがちになりますので、いまから予防していきたいものです。読書会は自分の意見を発表し、他人と批評し合うものですので、一人で本を読むのとはまた違った知的興奮が得られることでしょう。これはビブリオバトルでも同様のことです。一度このようなイベントに参加してみませんか。

・映画上映会へ行こう
　ここでは全国のいろいろな図書館で行われている映画上映

会への参加を提案したいと思います。映画を見に出かけると いった社会活動が、どうやら認知症予防に役立ちそうだという データが出ています。アメリカで次のような研究が行われまし た。認知機能が正常な85歳以上の人、256名を対象にして、50 歳の時点（中年期）と過去1年間（高齢期）の趣味について質 問しました。そして記憶力や言語能力などを調べ、関係性を分 析しました。4年間ほど追跡調査した結果、中年期と高齢期の 両方で観劇や映画鑑賞、友人との交際、旅行などを含む社会活 動の経験者では軽度認知障害になるリスクが55％低かったそ うです。良質な映画は私たちの感情を揺さぶり、脳に刺激を与 えてくれます。それがひとつの要因となり、軽度認知障害にな るリスクが低かったのかもしれませんね。

　さて、図書館で上映する映画にもいろいろあるでしょう が、「懐かしの名画」を上映することも多いでしょう。懐かし い映画を見ると、その内容は言うに及ばず、誰と見に行ったの か、どんな出来事があったのかというエピソードまで思い出す かもしれません。じつはこれが長期記憶を鍛えるとても良い方 法なのです。長期記憶とは、記憶の保持時間が数分から一生に わたる長い記憶のことをいいます。これは長い間保存されてい る古い記憶なので、簡単には失われません。しかし、あまりに もその記憶を引き出さないでいると、だんだんと想起しづら くなってしまいます。そうならないためには、頻繁にその記

憶を引き出してあげなければなりません。すなわち、繰り返し思い出をアウトプットして、記憶を引き出す道を太くするのです。そのひとつの方法が、懐かしの映画をきっかけとして、当時のことを思い出してみるというものです。そのときには、ぜひ思い出を視覚化してみてください。当時のことをどこまで映像として思い出せるでしょうか。可能なら音やにおいも思い出してみましょう。このとき脳は活発に働いているはずです。

懐かしい映画で当時の記憶がよみがえる

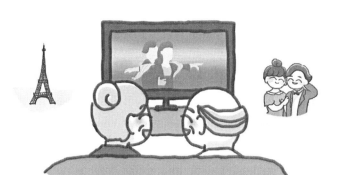

もし上映される映画が見ていないものであった場合、楽しく鑑賞してください。画面に映る風景や響く音は常に変化しますので、自然と脳の刺激となります。またストーリー性のある映画は、私たちに情動的な反応を引き起こします。

記憶を司る海馬は、情動面を刺激されると記憶が定着しやすくなるという傾向があります。ワクワク、ハラハラ、ドキドキ

しながら映画を見て、記憶を保存する力を鍛えてください。あなたの脳にとって良い刺激となる映画との出会いを求めて、図書館に足を運んでみてはいかがでしょうか。

・賢く使って刺激をもらおう

図書館ではここまであげたイベント以外にも、いろいろな催しや講座などが行われています。図書館の文化祭としてさまざまなワークショップやコンサートなどを行う図書館まつり、ツアー形式で図書館業務を見学する図書館ツアー、そして地域の文学ゆかりの場所を巡る文学散歩などその内容は多彩です。

またよく目にするのが、ひとつのテーマに関する本や資料を集めて展示を行う企画展示です。季節ごとの行事や時々の世相、また郷土の歴史など、そのテーマに沿って工夫を凝らした展示は楽しい催しのひとつです。なかには関心のないテーマのときもあるでしょうが、そのようなときこそご覧になることをおすすめします。

再三述べていますように、新しいことを始めるということは、脳が元気になるきっかけとなります。自分の好きなこと、慣れ親しんだことばかりしか行わないと、脳は省エネ化を行い、ときめきがなくなってしまいます。逆にチャレンジ精神を発揮して新しいことを始めるとき、脳は活性化し、ときめきも大きくなるのです。このときめきが脳をいつまでも若々しい

状態に保ってくれるのです。

　いま、図書館では様々な取り組みが行われています。図書館へ行けば各種のイベントからいろいろな刺激をもらえます。ぜひ積極的に利用して外出頻度を増やし、認知症を予防しましょう。

第 3 章

読んでみよう！
五感に響く児童文学

五感に響く児童文学

　児童文学には私たちの五感を刺激するような描写がたくさん出てきます。いきいきとした風景や、思わず食べたくなるようなご馳走などが魅力的に描写されています。この章では、五感を働かせながら読むときのポイントを一例として提示しています。また五感に響く児童文学を50冊選びリストにしました。ぜひ参考にしてみてください。

1 | 五感を使って楽しく読書

● 大きな森の小さな家

ローラ・インガルス・ワイルダー／恩地三保子 訳

・・・

　アメリカの開拓農家であるインガルス一家の日常を丁寧に描写した物語です。この一家は開拓者として大自然のなかで暮らしていますので、生活の糧は自分たちの手で作り出さなければなりません。よってこの物語には、体を使った労働の場面が多く出てきます。穀物の刈り入れや脱穀作業、メイプル・シロップの採集、そしてバター作り。これらの労働はときに厳

しく、またときには楽しげであるかのように魅力的に描写されています。例えばじいちゃんととうさんが二人でメイプル・シロップを天秤棒につけたバケツに入れて運ぶ場面をみてみましょう。

「（前略）木の天秤棒を肩にかついでいました。それは、背中のほうで、首のまわりにぴったりつくようにくってあり（中略）天秤棒の両はしからは、先に鉤のついた鎖がさがり、その鉤には、熱いかえでみつ（メイプル・シロップ）がいっぱいはいった、大きな木のバケツがつけてありました。（中略）ふたりは、手でバケツを押さえてふらつかないようにしていましたが、バケツの重さは、天秤棒をささえている肩にかかっているのです。」

バケツが揺れないように必死で押さえる様子や、天秤棒が首や肩にくい込む感じが、私たちの体を通して伝わってくるようです。だからこそ、この労働がいかに過酷であるかがわかるのです。
またバター作りの場面では、労働の楽しい一面を垣間見ることができます。できあがったバターを木型で抜くのが、バター作りでいちばんおもしろいところだと作者は語っています。そしてその様子を丁寧に描写しています。

できあがったバターをしゃもじで型につめこみ、ぐっと押すと模様のついたバターが出てくるのです。型についている模様はかわいらしいイチゴの実と葉っぱです。そしてバターがお皿にポトン、ポトンと音を立てて落ちるとき、これまでの苦労は霧散し、恵みの喜びに満ちてくるでしょう。バターをつめるときの圧力の感じや、バターが落ちるときの音を感じながら、完成したバターの味を想像してみるのも楽しいひとときでしょう。

　この物語は日々の労働への賛歌にあふれています。みなさんもこの物語を体全体で読んでみてはいかがでしょうか。失いかけた身体感覚がよみがえってくるかもしれません。

● クリスマス・キャロル

チャールズ・ディケンズ／池 央耿 訳

・・・

　嫌われ者の偏屈老人スクルージは、クリスマスの精霊に案内され、自分の過去、現在、未来を尋ね歩きます。そして旅の終了後、彼は改心して周囲から慕われるようになるという物語です。

　この作品にはクリスマスの華やかな街の様子や、おいしそうなご馳走の描写がたくさん出てきますので、視覚、嗅覚、味覚

を刺激してくれます。また登場人物の容姿も細かく描写されて
おり、想像力をかき立ててくれます。以下は精霊に出会う前の
スクルージの容姿の描写です。

　「冷たい心は老顔を凍らせて、鷲鼻をかじかめ、頰に皺を刻
んだ。足取りはぎくしゃくとぎこちなく、目は血走って、薄い
唇は青黛（せいたい）を引いたようである。物言う声は耳障りで、その口つ
きは陰にこもって悪賢い。頭に白霜をいただき、眉と、しゃく
れた顎のまだらな髭にも白いものが…」

　かなり厳しく突き放したような描写になっています。青黛（せいたい）を
引いたような薄い唇から発せられる耳障りな声とはどのような
響きなのでしょうか。
　そして、後段で彼は低い体温であたりを冷やし、暑い夏でも
事務所を寒くしている人物だと描かれています。盛夏でもまわ
りを冷やすような人物の老顔は、想像するだけで凍りつきそう
です。もし実際にこのような人がいたら、関わりたくないと思
われるに違いありません。
　私たちは相手の容姿から、その人物の内面性を推し測ろうと
します。したがって容姿の描写は単に姿形の表現にとどまら
ず、その人の精神性まで表す重要なものといえます。ぜひこの
作品では、容姿の描写から想像力をふくらませ、その人物の内

面の奥底まで接近してみましょう。

　一方、以下の描写はこの世のものではない精霊の容姿についてのものです。

　「澄んだ目の輝きといい、形よく開いた手といい、また、明るく張りのある声も、悠揚迫らぬ身ごなしも、すべては精霊が地に喜びを伝えるよすがに違いなかった。」

　ここに登場する精霊は見上げるほどの巨人です。しかし、澄んだ輝きの目を持ち、その表情は優しさに満ちています。この巨躯から発せられる張りのある声を想像してみましょう。きっとそれはスクルージの陰にこもった声とは対照的なもののはずです。

　さて、スクルージは精霊との旅が終わると変貌し、周囲から慕われるようになっていきます。この段になったときのスクルージの声はどのように変化したのでしょうか。物語を通して、一人の人物の声や表情の変化を想像しながら読み進めるのも楽しいものだと思います。

● ザボンの花

庄野潤三

∙ ∙

　東京郊外に住む矢牧家は、夫婦と子ども三人の賑やかな家族。この一家の何気ない日常がのびやかに書かれた作品です。ここには昭和三十年前後の庶民の暮らしのにおいが立ち込めています。例えば、蠟石、ゴムだん、キューピイ人形などといった子どもの遊びや、いかけ屋や路地でのやどかり売りなどの商いの様子が出てきます。また蚊帳、火鉢、ポンプ、井戸などが生活を支える道具として登場しています。

　ご飯は電気釜ではなく、といだお米をお鍋にいれ、火鉢の練炭の上にのせて炊いています。吹きこぼれたら、お鍋を火からおろすのです。ポンプで工夫をしながら水をくむ様子が次のように描写されています。

　「そこで、今度はガラスびんを、さっきよりも少し手前に近づけておいて、もう一度、ポンプにぶら下がる。おっと、今度は行き過ぎだ。水はびんの上を越して、向こうへ落ちる。また、びんの位置を変える。」

　電気冷蔵庫が家庭にない時代、井戸は冷蔵庫のかわりもつとめていました。矢牧氏が子供の頃、井戸につけたビールを受け

取りに行く場面があります。

　「小学生の矢牧は、よくビールを取りに行った。中山老人の家には、いつもビールを一ダースぐらい預けてあって、網の袋に入れて井戸の中につけてあった。（中略）濡れた、黒い網が冷たい雫を落としながら女中の手でたぐり上げられるのを…」

　お米が炊けたときのふき出す音はどんな音だったのでしょう。ポンプを押すときの手の感触や、水が出たときの音はどうでしょう。また井戸から出したビール瓶の清涼感は、冷蔵庫で冷やしたものとは別物なのではないでしょうか。当時の生活を体験された方には、懐かしい思い出がよみがえってくる作品だと思います。五感を鋭敏に働かせながら読んでいただきたい一冊です。

● 龍の子太郎

松谷みよ子

・・・

　龍の子太郎は、りゅうに変わってしまったおかあさんをさがす旅に出ます。道中、いろいろな経験をしながら、龍の子太郎はたくましく成長していきます。最後におかあさんと協力して

山を切り開き、農民に耕地を与えるという物語。

　この物語には数多くの音の表現が登場します。山鳴りや風の音、タイコの音やうたの合いの手、そしてしこを踏む音など実に様々です。これらの音の表現が旅路に彩りを添え、躍動感に満ちた展開となっています。なかでも私たちを楽しませてくれるのは、いろいろな音の表現を並べることによって生まれる対比のおもしろさです。

　「龍の子太郎は、デン、デン、としこをふみました。いのししやくまは、ドシン、ドシン、とふみました。きつねやうさぎたちは、トン、トン、とふみました。ねずみだけが、ポチン、ポチン、とふみました。」

　これはしこ踏みの場面ですが、体の大きさによって音の表現が違っています。体の大きいものは勢い強く、小さいものは軽やかに表現されており、その対比がそれぞれの特徴を一層際立たせています。また赤鬼と龍の子太郎がタイコを叩いている場面では赤鬼のタイコを「ドーン　ドーン」や「ドドン　ドデンドン　ズデン」と表現し、いかにも鈍く、調子はずれな音を出している雰囲気で描写しています。これに対して龍の子太郎のほうは、「トントコ　テケテンテン　トカトカトントン　テンテケテン」と軽やかな表現です。リズミカルで軽快な感じが

伝わってきます。このように異なる音を対比することによって、私たちはそれぞれの音の特徴をより鮮やかにイメージすることができるのです。

またこの物語では、身体感覚に訴える比喩を用いながら、登場人物の心情を巧みに表現している場面もみられます。

「あやは、はり一本おちていても見おとさない目で、あたりを見まわしました。」

「龍の子太郎は、それをきくと、火のかたまりでものみこんだように、せつなくなりました。」

「龍の子太郎は、お湯のようななみだを、ぼろぼろこぼしました。」

このような表現を体の底から感じながら、太郎の成長物語を追体験してみてはいかがでしょうか。

● ツバメ号とアマゾン号

アーサー・ランサム／神宮輝夫 訳

・・

イギリス北部の大きな湖で夏休みを過ごすウォーカー家の4人兄弟。小型帆船ツバメ号を操り、湖に浮かぶ小さな島で

キャンプをすることになります。アマゾン号に乗るブラケット姉妹、ハウスボートのフリント船長たちと冒険がはじまるのです。また子供たちは自身を船乗りや探検家や海賊になぞらえている'ごっこ遊び'の要素もあります。

　この物語に登場する人物たちにとって重要なものは、船、帆船です。子供たちがディンギイという小型ヨットを操る様子や、湖上の様子が丁寧に描写されています。

　「ツバメ号は、（中略）風をちょっと強く受けて、船首の波切りの下では、波がザーザーと気持ちのよい音をたてはじめ、それといっしょに、船尾で、航跡が長くあわだちはじめた。」

　キャンプ生活での食事や、水浴び、釣りなども楽しく描かれています。自分も釣りをしている感じを味わってください。
　物語の最後は、キャンプ最後の晩の嵐です。それまでおだやかな気候のなかで進んだ物語が、一転暗闇と雷鳴と雨という激しい環境の中におかれます。ぜひ自然の驚異と緊迫感を体感しましょう。

　「雷鳴とともに、真昼のように明るい稲妻がひらめいた。オウムが狂ったように鳴きたてた。まるで、熱帯のシュロの木に

やどるオウムの群れが、ハリケーンにおそわれていっせいに鳴きたてているようだった。（中略）大粒の雨が、ダン、ダンとテントをたたきはじめた。」

　船上の風、水面に反射する光、そして雷雨の驚異。自然と一体となりながら、この小さな冒険物語を体いっぱい楽しんでください。

● トムは真夜中の庭で

フィリパ・ピアス／高杉一郎 訳

・・

　主人公のトムは裏庭の庭園で少女ハティと仲良しになります。しかし、ある日を境にこの庭園は消え去ってしまうのです。はたして真相は？「時間」をテーマにした不思議な物語です。

　この作品の魅力のひとつは、ありありとした庭園の描写にあります。例えば夜露にぬれた庭園をトムが初めて探検する場面です。シーンと静まりかえり、空気はじっと動かず、木々はみなうずくまっている中をトムは歩き回ります。このときの描写など、まるで自分が庭園を歩いているような錯覚を起こさせます。

「その小径は、一方からはイチイの木がアーチのように頭上にかぶさり、反対がわからはハシバミの切株がかぶさっている暗いトンネルの下をくぐっていた。（中略）さきの方に、光が灰いろがかった緑の三角形をつくっていた。足もとの土は、去年の落葉がくさってできた腐植土で、やわらかだった。」

　木のトンネルの暗い感じ、先の方に見える灰いろがかった緑の光、そして足もとの腐植土のやわらかな感じの描写は、私たちの視覚や触覚を刺激してくれるでしょう。
　またこの作品はファンタジー要素がありますので、現実にはありえない場面の描写もあります。木のドアを通り抜けるところでは、トムは最初ドアに自分の体をあてて押してみるのです。そしてドアと押し合いをしているうちに突き抜けてしまいます。

　「トムはじぶんのからだの側面がぜんぶしびれてきたのかと思ったが、そうではなかった。「つきぬけてるらしいぞ！」…」

　木のドアを通り抜けるときの感覚とはどのようなものなのでしょうか。実際には体験できない感覚を想像してみるのも楽しいものです。

116

トムは庭園を歩きます。歩くことによって周囲の景色は流れ、時間や空間が広がっていきます。トムと一緒に庭園を歩くとき、私たちもこの作品の時間と空間を旅することになるでしょう。

● トロッコ

芥川龍之介

・・・・・・・・・・・・・・・・・・・・・・・・・・・・・・・・・・

　主人公の少年良平がトロッコに乗るという体験を通して、大人の世界を垣間見ていくという作品です。トロッコなど乗ったことはないという人が大半かもしれませんが、風を切って進んでいく疾走感をぜひ味わってもらいたいと思います。

　「トロッコは最初徐ろに、それから見る見る勢いよく、一息に線路を下り出した。その途端につき当たりの風景は、忽ち両側へ分かれるように、ずんずん目の前へ展開して来る。顔に当たる薄暮の風、足の下に踊るトロッコの動揺、…」
　「トロッコは三人が乗り移ると同時に、蜜柑畑の匂を煽りながら、ひた辷りに線路を走り出した。」

　勢いよく進むトロッコに乗った良平の身体感覚が描写されて

います。目の前の風景は光の流動として次々に後方へ去り、常に新たな景色が展開していきます。疾走する風を全身に受けながら、揺れるトロッコに身を添わせる良平は、体全体でこの瞬間を楽しんでいるようです。

ここでの描写には、奥行きがあり、肌触りがあり、においがあり、そして揺れる感じがあります。これらを一挙に感じさせてくれるこの作品は、まさに立体的であり、あたかも3D映画のような趣きなのです。良平と一緒にトロッコに乗ったつもりになって読んでみてはいかがでしょうか。

さて、物語の後半では、大人たちと別れた良平が一人で家路を急ぐ場面へと展開されます。

「（前略）板草履も其処へ脱ぎ捨ててしまった。すると薄い足袋の裏へじかに小石が食いこんだが、足だけは遙かに軽くなった。」

良平は不安に襲われながらも夢中で家路を急ぎます。もはやまわりの景色は往路とはまったく別物になっています。急ぐあまり良平は草履を脱ぎ捨てますが、小石が食いこんだことによる痛みの描写はされていません。むしろ足が軽くなったという感覚が重視されているようです。一刻も早く家に帰りたい良平にとっては、足が軽くなるほうが重要なのでしょ

う。ここでは良平の不安な心情と結びついた身体感覚を想像しながら読んでみましょう。一層、臨場感が盛り上がるのではないでしょうか。

● ノンちゃん 雲に乗る

石井桃子

・・・・・・・・・・・・・・・・・・・・・・・・・・・・・・・・

　小学生の女の子、ノンちゃんが体験する不思議なお話。雲の上でおじいさんに自分の家族のことを話しながら、いろいろなことに気づいていきます。この作品は全体を通して、比喩表現やオノマトペがたくさん使われています。「おじいさんのおなかの底から、笑い声がギュッギュッとあがってくる」「アイロンがジミリジミリといいだす」などの表現は、私たちの想像力をかき立ててくれます。この作品で特徴的なのは、身体感覚と結びついた表現が数多くみられることです。例えば以下の比喩表現をみてみましょう。

　「こんどはおとうさんの背中に耳をあてて、じっとしていました。いつもそうすると、おとうさんの話が、ばァばァばァと、こわれたラジオのように鳴ったり、背骨がギクギクと鳴ったりして、とてもおもしろいのです。」

ここで使われている「〜のように」という比喩表現は、私たちの身体感覚を呼び起し、登場人物のおかれた状況を追体験させてくれます。このような身体性に根ざした比喩表現に触れて、五感を大いに刺激しましょう。

　次にオノマトペの表現例をあげてみます。

　「あげ物は、口に入れると、やけどしそうに熱いあげたてを、モガモガたべるのが、一ばんおいしいのですが、…」

　「（前略）胸はドキドキ、頭はガンガンするばかりです。耳のはたで、ワァワァうるさい声がするのは、ノンちゃんの鳴き声でしょうか。いいえ、ノンちゃんは、ふわっ、ふわっ、とあえぎながら、涙をこぼしているだけです。」

　モガモガという表現には、やけどしそうに熱いあげ物を頬張った口の中に、少しずつ空気を入れながら噛み砕いていく様子が凝縮されています。また「胸はドキドキ、頭はガンガン」「ワァワァうるさい」「ふわっ、ふわっ」といったオノマトペを一つの場面で連続して使い、ノンちゃんの切迫感を一定のリズムをもって私たちに伝える描写もしています。

　オノマトペや比喩表現は、私たちの身体感覚と密接に結びついています。さあ、あなたもノンちゃんと一緒に雲に乗り、彼女の身体感覚を体験しに出かけましょう。

● ハイジ

ヨハンナ・シュピーリ／矢川澄子 訳

・・・・・・・・・・・・・・・・・・・・・・・・・・・・・・

　アルプスの人里離れた山小屋でおじいさんと暮らしている
ハイジ。自然豊かな中で、やぎ飼いのペーターや富豪の娘ク
ララとの交流を書いたお話。この作品を身体感覚という点か
らみると、とても遠近感を楽しめる作品であるといえます。
例えばハイジが都会の町からようやくアルプスに帰ってきた
場面です。

　「みどりなすアルムの山いちめんに、夕日がかがやき、むこ
うにはスケプサラナの大雪原も見えはじめて、このへんまで照
りかえしを投げかけていました。」

　ここでハイジの視線に注目してみましょう。まず彼女の視線
は夕日や遠くの大雪原に向けられています。次に視界を180度
転回して、後ろの山々に視線を移動させます。道の上り具合で
背後になった高い山々をみつめているのです。

　「こんどは足もとの草の上に、まっかなひかりがふりかか
かってきました。ふりむくと、（中略）あのファルクニスの岩
の塔が、空にむかってもえ上がっていて…」

121

今度は足もとの草に視線はそそがれます。最後はまた後ろを振り向き、ハイジの視線はファルクニスの岩の塔に沿って、ばらいろの雲にまで達しています。ここには遠→後→近→後→高という、ハイジのめまぐるしい視線の移動があります。そして私たちもその視線に寄り添うことによって、アルプスの雄大なパノラマを楽しむことができるのです。

　またハイジが風の動きを感じる次のような場面もあります。

　「風は、高い岩の上からごうっとあやしい音を立ててふいてきて、しだいに近く、はげしくなり、いよいよもみの木にぶつかって…」

　最初、風は遠くの高い岩から吹いてきて、しだいにハイジに近づいてきます。彼女はもみの木が揺さぶられ、さわぎだすことによって、風が近づいてくることを感じます。そして、このあと、その風を全身で感じられることがうれしくてたまらず、その気持ちをもみの木に仮託して舞い踊るのです。ここでは聴覚や触覚を鋭敏にして、風の遠近感、すなわち流れを感じ取ってみたいものです。

　ハイジは自然の音や香りにあふれた作品です。そのなかで自然と一体となって元気に跳ね回るハイジの身体感覚を追体験してみましょう。

● 秘密の花園

フランシス・ホジソン・バーネット／龍口直太郎 訳

・・・・・・・・・・・・・・・・・・・・・・・・・・・・・・・・・・・・・・

　インドで孤児になったひねくれたメアリーが、ヨークシャーの荘園主のおじさんに引きとられる屋敷で見つけた秘密の花園。その花園をめぐってのお話。

　この物語は、さまざまな場面で五感をいかした描写が使われています。例えば以下の場面をみてみましょう。

　「新しい、いい匂いの空気が、一度にどっと彼女の方へ吹き込んできた。荒野は青く、世界じゅうがまるで何か魔法にでもかかったようにみえた。」

　メアリーが窓をあけた瞬間、まずいい匂いの空気が嗅覚を刺激します。続いて荒野の青が目に飛び込み、そして鳥たちのやさしい歌声が彼女を包み込みます。

　「いたるところに、やさしい、かわいい、笛を吹くような声がきこえたが、（中略）メアリーは、窓から手をさし出して、しばらくそれに日光をあてた。」

　ここでは嗅覚、視覚、聴覚が矢継ぎ早にメアリーを刺激して

います。早春の日、私たちも窓をあけた瞬間に同じような体験をしてはいないでしょうか。そしてメアリーは魔法にでもかかったかのように手をさし出します。そのときのぬくもりをぜひ感じてみてください。

　また朝食の場面では、視覚や聴覚の刺激がより味覚への期待を高めてくれます。焼きたてのパン、新しいバター、雪のように真っ白な卵、きいちごのジャム、固まったクリームという魅力的なラインナップに加えて次のようなものが登場します。

　「じゅうじゅう音のするような、おいしそうな、薄く切ったハムが、あったかい銀のふたの下から、つい食べたくなるようないい匂い…」

　焼いたパンのきつね色、バターの黄色、卵の白、そしてきいちごの赤、これらの色彩が華やかに食卓に並んでいるところを想像してみてください。そのとき色のハーモニーはあなたを幸福感で満たし、これから始まる朝食への期待をさらに高めてくれるでしょう。そしてじゅうじゅうという音の刺激は、あなたの空腹感にダイレクトに響くのではないでしょうか。このような感覚の相乗効果も楽しみながら読むことをおすすめします。

● ユタと不思議な仲間たち

三浦哲郎

・・・・・・・・・・・・・・・・・・・・・・・・・・・・・・・・・・・・・

　父親がタンカーの事故で亡くなり、母親の実家で暮らすこと
になった小学6年生の勇太（ユタ）。そこは東北の北の山あい
にある湯の花村。都会から来た勇太と村の子どもたちは互いに
なじめません。そんな勇太が満月の夜、古い旅館の離れで座敷
わらしのペドロたちと出会い、彼らと行動をしていくうちにた
くましく成長し、村の子どもたちとも仲良くなっていくという
物語です。

　湯の花村は豊かな自然に囲まれているとみえ、そこここに自
然の描写が登場します。座敷わらしは十五夜の夜、大黒柱を中
心に4つの部屋のある古い家に登場するということになってい
るようですが、ユタと座敷わらしが出会う満月の夜の月の描写
に注目してみてください。

　「まんまるで、赤くにごって、信じられないほどに大きな
月が道の行く手の、火の見櫓の横のところに、のっと出てい
る。」

　この月をみたユタは東京の自分の部屋から見た満月を思い出
します。高圧線の高い鉄塔の途中に使い古しのゴルフボールの

ように引っかかっていた満月を。

「東京の月をゴルフボールだとすれば、この村の月は、まる
でよく熟した夏ミカンだと、僕は思った。」

夏ミカンとゴルフボール、この2つをイメージすると主人公
が村で見る大きな満月から受けた衝撃が伝わってきます。
また、ユタは座敷わらしたちが使う乗り物に乗ります。乗
り物といっても大黒柱の中をエレベーターのように垂直にの
ぼっていくエンツコ（この地方で赤ん坊を入れるかご）で
あったり、鐘の音の輪（乗り合いバスと座敷わらしたちは呼ん
でいます）につかまっての移動なのです。この移動は体感の表
現に満ちています。鐘の音の輪につかまったユタは自分が宙を
飛ぶのを感じます。そしてそのあとの光景が、スピード感と迫
力をもって描写されています。

「目の前に、長者山の峰が凄い勢いでふくれ上がってき
て、みるみる視界を埋めてしまった。緑色のベルト、みるみる
帯になり、川になり、海になった。」

いかがでしょう。空を飛んだ気分が味わえたのではないで
しょうか。音の輪につかまっての移動は腕力が必要なよう

で、ひ弱なユタはこのあと、ひどい腕の筋肉痛におそわれます。そこで体を鍛えることを心に決め、もやしっ子と揶揄された状態から脱することになります。そのようなエピソードも踏まえたうえで読んでみてください。

2 | 五感に響く児童文学50選

タイトル	赤毛のアン
作　者	ルーシー・モード・モンゴメリ
おすすめポイント	豊かな自然に囲まれた緑の屋根の白い家に住む兄妹に引き取られた孤児のアンの暮らしを描いています。広大な自然だけでなく、食べ物や洋服の描写がとても繊細で、想像力をかき立ててくれる作品です。

タイトル	あしながおじさん
作　者	ジーン・ウェブスター
おすすめポイント	孤児のジュディは謎の紳士に大学へ進学させてもらいます。'あしながおじさん'と名付けた紳士への手紙で学生生活を知らせます。ジュディが自分の生活を相手に伝える手紙形式なので情景が目に浮かぶように書かれています。

タイトル	家なき子
作　者	エクトール・アンリ・マロ
おすすめポイント	旅芸人と動物たちの一座で旅をする孤児のレミが、お母さんに巡り合うまでのお話。フランス各地の風景と季節が描かれています。炭鉱やロンドンの町、川を行く船での生活など多様な情景を想像してください。

タイトル	いやいやえん
作　者	中川李枝子
おすすめポイント	ちゅーりっぷ保育園に通うしげるを中心にしたお話。現実とファンタジーがミックスした世界で子供たちが元気に動き回ります。服の色、山の色、おもちゃの色など、色をはっきりと描いています。

タイトル	怪人二十面相
作　者	江戸川乱歩
おすすめポイント	明智小五郎や小林少年が活躍する推理小説。この作品の魅力のひとつが、登場する品物の数々。少年探偵の七つ道具にワクワクした人も多いのでは。作品世界の細部にまで想像力を働かせてみてはいかがでしょうか。

タイトル	霧のむこうのふしぎな町
作　者	柏葉幸子
おすすめポイント	夏休みを「霧の谷」で過ごすことになったリナ。洋館の立ち並ぶこの町の住人は、みな魅力的なキャラクターです。この町にあふれる色、音、香り、味をぜひ満喫してください。気難し屋のピコットばあさんの最後のプレゼントが素敵。

タイトル	銀のスケート靴
作　　者	メアリー・メイプス・ドッジ
おすすめポイント	スケートが重要な交通手段となる昔のオランダが舞台。貧しいけれどスケートが抜群にうまく賢い少年少女が、スケート大会で優勝し、父親の病気も治り、幸せをつかむ。スケート競技のスピード感を体全体で味わいましょう。

タイトル	くもの糸
作　　者	芥川龍之介
おすすめポイント	まっ白な蓮の花の香りであふれる御釈迦様の世界と、悪事を働いた男のいる血の池地獄。そして対照的な世界をつなぐ美しい銀色の糸。それぞれの世界の色や空気を対比しながら、男の運命に思いを馳せてみましょう。

タイトル	クマのプーさん
作　　者	アラン・アレクサンダー・ミルン
おすすめポイント	ハチミツが大好きで太り気味のクマのぬいぐるみのプーさんが、仲間たちと繰り広げる楽しい騒動。ハチミツをとるために青い風船につかまって空を飛ぶ泥だらけのプーの姿を想像して、大いに笑ってください。

タイトル	グリーンノウ物語
作　　者	ルーシー・マリア・ボストン
おすすめポイント	イギリスの田舎の古い屋敷にひいおばあさんと暮らすことになった少年と 300 年前に屋敷に住んでいた子どもたちの物語。屋敷の様子や、自然の光景が丁寧に描かれています。さあ、一緒にグリーンノウのお屋敷を探検しましょう。

タイトル	クローディアの秘密
作　者	エレイン・ローブル・カニングズバーグ
おすすめポイント	クローディアは弟と家出をしてメトロポリタン美術館へ行きます。そこで天使像の謎解きに挑むというお話。夜の美術館はどんな雰囲気なのでしょう。数々の展示品を思い浮かべながら、想像上の美術品鑑賞を楽しみましょう。

タイトル	木かげの家の小人たち
作　者	いぬいとみこ
おすすめポイント	イギリス生まれの小人を預かることになった一家のお話。戦争に翻弄される少女ゆりの東京の洋館での暮らしと長野の村での暮らしが対照的に描かれています。小人たちの命をつなぐミルクとそれを入れる水色のコップが印象的です。

タイトル	小鹿物語
作　者	マージョリー・キナン・ローリングス
おすすめポイント	開墾地に暮らす一家の物語。父親はヘビに襲われたり、熊と戦って家族を守ります。少年の友達はいたずらな小鹿です。開墾地の厳しい生活とその中での楽しみや食事が丹念に描かれています。一家の一員になったつもりで読んでみては。

タイトル	サン・フェアリー・アン
作　者	エリナー・ファージョン
おすすめポイント	村に疎開してきた孤児のキャシーと親切なおくさん。2人をつなぐのはきれいなドレスをきたお人形。池からいろいろなものを掘り出し、さて人形は出てくるのでしょうか。素敵なドレスを着たかわいいお人形の姿を想像してみましょう。

タイトル	ジオジオのパン屋さん
作　者	岸田衿子
おすすめポイント	ライオンのジオジオが小麦畑に開いたピンクのパン屋さん。お客もみんな動物です。ジオジオの作るいろいろな形や味のパンが目に浮かぶように描かれています。詩のような文章を楽しみながら読んでください。

タイトル	ジュンと秘密の友達
作　者	佐藤さとる
おすすめポイント	鉄塔に親しみを込めて呼びかけたジュンのもとに、鉄塔の精霊ダイちゃんがやってきます。子供の頃、秘密の小屋や隠れ家を作ったり、あこがれた人は多いと思います。あのときのワクワク感を思い出しながら読み進めてください。

タイトル	小公女
作　　者	フランシス・ホジソン・バーネット
おすすめポイント	インドから陰気な寒いロンドンにやってきたお金持ちのセーラ。運命が一転して、孤児となり屋根裏部屋に暮らす女中になります。寂しくみすぼらしい屋根裏部屋や暗く寒いロンドンの町を感じながら読んでみましょう。

タイトル	白いぼうし
作　　者	あまんきみこ
おすすめポイント	タクシーの運転手さんのお話。お母さんの心づくしの夏みかんの香りについてかわすお客さんとの会話から始まります。白い帽子の中のちょうちょ。日常の何気ない心温まる話が絵のように描かれています。

タイトル	しろばんば
作　者	井上靖
おすすめポイント	伊豆の山村で祖母と暮らす小学 2 年生の洪作。田舎の風景や水浴び、町への旅行、運動会、祭りなどのできごとや、おばあさんが作ったカレーライスなど様々な食べ物が登場します。味覚をはじめ、いろいろな感覚が刺激されるでしょう。

タイトル	たのしい川べ
作　者	ケネス・グレアム
おすすめポイント	モグラ、ネズミ、そしてヒキガエルなどの小動物が主人公。川べでの生活が詩情豊かに描かれています。ふりそそぐ光の色、風の匂い、そして草の音。イギリスの田園風景を想像しながら読みたい作品です。

タイトル	だれも知らない小さな国
作　者	佐藤さとる
おすすめポイント	コロボックルと人間がかわっていく物語。舞台は主人公が子供の頃、虫取りに出かけた裏山です。きっと親しみを感じる方も多いでしょう。木々のざわめきや草の匂い、そして川のせせらぎ。あの夏を思い出しながら読んでみましょう。

タイトル	小さい牛追い
作　者	マリー・ハムズン
おすすめポイント	ノルウェイの山の牧場に、一夏、よそから牛を預かる一家の物語。男の子 2 人が牛追いをします。80 年以上前の外国の農家の暮らしや、木の実やきのこなど山の自然の恵みや気ままな家畜たちの様子が目に浮かぶように描かれています。

タイトル	注文の多い料理店
作　者	宮沢賢治
おすすめポイント	料理店のお話ですが、おいしいものはいっさい出てきません。料理店主も姿を現しません。でもおいしいものへの期待感を有効に利用したお話といえます。動物の鳴き声や物音にオノマトペを効果的に使った作品です。

タイトル	チョコレート戦争
作　者	大石真
おすすめポイント	濡れ衣を着せられた小学生が町一番のケーキ屋に挑みます。どんでん返しの連続の痛快なストーリー。物語が書かれた当時は子供にとって高嶺の花であったこともあり、ケーキが非常においしそうに描かれています。

タイトル	チョコレート工場の秘密
作　者	ロアルド・ダール
おすすめポイント	世界一のチョコレート工場に招待されることになったチャーリーたち。工場に入ってまあびっくり。なんと美しい谷間が広がっています。これすべてお菓子なのです。チョコレートの香りに包まれながら工場探検に出かけましょう。

タイトル	月夜とめがね
作　者	小川未明
おすすめポイント	一人暮らしのおばあさんの月夜の幻想的なお話。静謐な空気感が全編に漂う作品です。朦朧とした夜に深く身を沈めるように、ゆったりとした気持ちで読んでみましょう。ふだん忙しい方にもおすすめです。

タイトル	手袋を買いに
作　　者	新美南吉
おすすめポイント	初めて体験する雪の中で遊んでいるうちに手がしもやけになった子ぎつねが、人間の店に手袋を買いに行くお話。子ぎつねの目に映る初めての雪景色の鮮烈さと、やさしい夜の町の描写を味わいましょう。

タイトル	点子ちゃんとアントン
作　　者	エーリヒ・ケストナー
おすすめポイント	戦前のドイツ・ベルリンが舞台です。貧しい靴磨きの少年アントンの機転が、お金持ちの点子ちゃん一家の危機を救います。戦前の華やかなベルリンの夜の光景を想像してみましょう。きっとあなたの視覚を刺激するはずです。

タイトル	トム・ソーヤの冒険
作　者	マーク・トウェイン
おすすめポイント	いたずら好きなトムが友達と繰り広げる冒険の数々。殺人事件がおきる舞台となる墓地の不気味な描写や、離れ小島で遭遇する嵐、迷子になった洞窟の暗闇や蝙蝠など多様なシチュエーションを楽しめます。

タイトル	ドリトル先生アフリカ行き
作　者	ヒュー・ロフティング
おすすめポイント	動物のことばを理解するドリトル先生。動物たちの世話にかまけて生活は苦しくなるがおかまいなし。サルを救いにアフリカに出かけます。登場する動物たちのいきいきとした描写を楽しんでください。

タイトル	長くつ下のピッピ
作　　者	アストリッド・リンドグレーン
おすすめポイント	ご存知'世界一つよい女の子'ピッピのゆかいな物語です。暴れ者や泥棒までやっつける姿はまさに痛快。ぜひ身体感覚を総動員して、ピッピのあふれる躍動感に共鳴してみましょう。血沸き肉躍る一冊として読んでみてはいかが。

タイトル	二年間の休暇　上・下
作　　者	ジュール・ヴェルヌ
おすすめポイント	無人島に漂着したローティーンが中心の 15 人の少年の冒険譚を体全体で味わえます。食料の調達や洞窟の住居を整える様子が面白い。動物を捕まえて飼育したり、気球に乗るといった場面では、全身で物語を楽しんでください。

タイトル	ニルスの不思議な旅
作　者	セルマ・ラーゲルレーヴ
おすすめポイント	妖精にいたずらをして小人にされてしまったニルス。ガチョウのモルテンの背に乗ってガンの群れと旅をして成長していきます。空から地上を見降ろす旅であり、鳥の視点に立った物語です。上空の空気感を想像しながら読みましょう。

タイトル	はらぺこおなべ
作　者	神沢利子
おすすめポイント	自分の仕事に嫌気がさして、おいしいものを食べる旅に出かけたおなべばあさん。出会ったものたちを食べてどんどん大きくなります。食べる音や、動物の鳴き声、様々な水音など多彩なオノマトペが使われています。

タイトル	一房の葡萄
作　　者	有島武郎
おすすめポイント	横浜が舞台。美しい港を多彩な絵の具を使って描きたかった少年。少年の罪をやさしく諭し、同級生との仲を取り持ってくれる優しい先生。海、絵の具、葡萄、先生の白い手など美しい色彩を味わってほしい物語です。

タイトル	冒険者たち　ガンバと15ひきの仲間たち
作　　者	斎藤惇夫
おすすめポイント	気ままに暮らしていたドブネズミのガンバがひょんなことから離れ島のネズミたちをイタチから救うために立ち上がります。ネズミの立場から人間の家の貯蔵庫、港、船、島、とそれぞれの舞台が描かれているので迫力があります。

タイトル	ほんとうの空色
作　者	バラージュ・ベーラ
おすすめポイント	貧しいフェルコーは絵の具を買えません。しかし野に咲く不思議な花の汁で作った絵の具で描くと、太陽や月が輝く空となります。これで描かれた絵はどんな輝きなのでしょう。色彩感覚を豊かにして味わいたい作品です。

タイトル	窓ぎわのトットちゃん
作　者	黒柳徹子
おすすめポイント	ユニークな教育をした小学校に通った作者が、子供の時に見たこと経験したことをつづった物語。戦前の東京の生活体験そのものを感じられます。特にいわさきちひろの絵が多く採用されている絵本版がおすすめ。

タイトル	みつばちマーヤの冒険
作　者	ワルデマル・ボンゼルス
おすすめポイント	みつばちの王国から冒険の旅に出るマーヤ。みつばちから見た花の中の様子や、とんぼやコガネムシなどがその虫の特徴を表すキャラクターで描かれています。みつばちの視点になって読んでみてはいかがでしょう。

タイトル	みどりのゆび
作　者	モーリス・ドリュオン
おすすめポイント	草花を咲かせるゆびを持ったチト少年。世の中をよくするために花を咲かせようとします。草花は人を幸せな気持ちにするのです。沢山の花を育てる描写があり、それぞれの香りを思い浮かべながら読むのも楽しいでしょう。

タイトル	ムーミン谷の冬
作　者	トーベ・ヤンソン
おすすめポイント	ムーミントロールの物語。舞台はムーミン谷ですが、いつもと違うのは住人たちが冬眠している冬であること。ムーミンが目にしたことのない白一色の世界と変わった登場人物。寒さと冷たさと、さびしさを体感できるような作品です。

タイトル	目をさませトラゴロウ
作　者	小沢正
おすすめポイント	とらのすけからもらった肉まんじゅうがどろぼうにあい、さがすトラゴロウ。悪い人間が虎を捕まえるためにワナをしくんだのです。歌うように流れる物語の中でオノマトペが多用されています。リズムを感じながら楽しみましょう。

タイトル	モチモチの木
作　者	斎藤隆介
おすすめポイント	祖父とふたりで暮らしている弱虫の豆太。豆太がこわくてたまらない夜のモチモチの木。こわい、おいしいものをくれる、きれいな、という様々なモチモチの木の姿を目に浮かべましょう。絵本版は瀧平二郎の切り絵。

タイトル	やかまし村のこどもたち
作　者	アストリッド・リンドグレーン
おすすめポイント	スウェーデンの農村の子供たちの日常生活を子供自身が語る形式の物語です。田園で工夫をしながら遊びを発明したり、秘密の場所をつくる様子がいきいきと描かれています。子供の頃を思い出しながら読んでもらいたい作品。

タイトル	やまなし
作　者	宮沢賢治
おすすめポイント	川の底の生きものの物語を散文詩のように語り、幻燈を使って上映して見せている形をとっています。水や光のきらめきの描写など非常に視覚的。ストーリーはほとんどありませんから情景を楽しみましょう。

タイトル	床下の小人たち
作　者	メアリー・ノートン
おすすめポイント	大きな家の床下に暮らし、気づかれないようにそっと必要なものを調達する「借り暮らし」の小人たちの生活。小人の目線から見た人間の暮らしと、そこから「借りた」ものを自分たちの暮らしにどう取り込むのかが見もの。

タイトル	ゆかいなホーマーくん
作　者	ロバート・マックロスキー
おすすめポイント	アメリカの田舎町に住むホーマーくんは、意図せずゆかいに事件に巻き込まれます。とくにおすすめは「ものすごい臭気事件」と「ドーナツ」です。ぜひ、ホーマー君の大活躍を一緒に体感してみましょう。

タイトル	雪渡り
作　者	宮沢賢治
おすすめポイント	雪景色を十分に楽しみたい作品です。キラキラ光る雪の中をキックキックと音をさせながら進んでいきます。四郎、かん子、きつねの呼びかけ合いもリズミカルで楽しげです。体いっぱい白銀の世界を堪能してください。

タイトル	ライオンと魔女
作　者	クライブ・ステープルス・ルイス
おすすめポイント	イギリスの田舎の屋敷にある古い箪笥から行くことができるナルニア国。ライオンの王が治めるこの国に迷い込んだ4人の兄弟。冒険もさておき、お茶やケーキがとてもおいしそう。冬の国の寒さなども味わえるお話。

タイトル	ロビンソンクルーソー
作　者	ダニエル・デフォー
おすすめポイント	難破して孤島に流れ着いたロビンソンクルーソー。様々なものを工夫して作っていくさまが楽しいです。数粒の麦を収穫してパンにしたり、自分で布を織ったりする作業を体験するつもりで読んでみてください。

第 4 章

活動報告
図書館で
'ライブラリハビリ活動'

1 | 'ライブラリハビリ活動'とは何か

　私は過去15年以上にわたり、地域住民の方を対象にした医療健康講座を開催してきました。病院や保健センターなどを会場として、転倒予防や認知症予防などについて講演してきたわけです。そのうち、これらの講演に参加する人々には、ある特徴があるということに気づきました。それは参加者の多くが健康に関心のある中高年女性だということです。これは逆にいえば、若年者や男性の参加率は低いということになります。なぜこのようになるのでしょうか。

　まず前提として確認しておきます。そもそも健康にあまり関心のない人は、いくら医療健康講座への参加を促しても、関心がないのですから容易には動かないのはわかります。ここで問題としているのは、多少は健康について関心はあるが、医療健康講座へ参加しない若年者や男性です。

　まず理由のひとつとして考えられるのが、転倒や認知症は、高齢者の要介護原因とはなり得ますが、死亡原因の上位を占めるようなものではないということです。例えばがんや心疾患など、死亡原因の上位を占める疾患があります。これらに対してその予防策を講じなかった場合、それによる帰結は「死」になります。それに対して転倒や認知症の場合、その予

防策を行わなくても、それによる帰結は「生活機能障害」です。帰結の重大性が健康行動を起こすうえで重要であるという健康行動理論に基づくなら、転倒や認知症の帰結である「生活機能障害」は「死」よりも軽いため、いまひとつ重大性の認識に乏しく、そのため健康行動（医療健康講座への参加）が起こりづらいのかもしれません。

いまひとつは、転倒、骨折、関節疾患、認知症などによって生じる生活機能障害は、その症状の変化が緩慢であり、複数の要因が複雑に絡みながら進むため、自ら健康行動を起こしづらいという理由もあげられるでしょう。

しかし、上記理由だけでは若年者や男性の参加率が低いことを説明しきれません。そこで次のように考えました。講座が開催される医療保健施設に出かけること自体がある種の精神的負荷となり、足を遠ざけさせているのではないかと。もっと身近で気軽に行けるような場所で開催すれば、多様な人たちが来てくれるのではないかと考えたわけです。

では、どのような場所がよいのでしょうか。身近で親しみやすく、誰もが足を運びやすいところって…。そこで思いついたのが図書館でした。図書館なら各地域にあるでしょうし、医療健康関連の本も利用できるでしょう。これはやってみる価値ありと考え、2015年3月、縁のある図書館員の協力を仰ぎながら図書館での医療健康講座を始めました。

'ライブラリハビリ活動'とはライブラリーでリハビリテーション医療の知見を広め、地域住民の健康づくりに貢献する活動のことです。'ライブラリハビリ'という名称は、ライブラリーとリハビリテーション双方の専門家が、従来の枠を超えてコラボレーションができればと思い命名した造語です。現在、全国の図書館で医療健康講座を開催していますが、医療保健施設で行っていたときと比べると、多様な人が来てくれています。例えば男性参加者は毎回3割程度を占めています。またさほど健康に関心がない人であっても、いつも利用している図書館で講演があるので来てみたという人もいました。こうしてみると図書館は、医療保健施設における講座では取り込めなかった人たちを集客できる力を秘めた場所なのかもしれません。今後も検証を重ねていく必要があると感じています。

　ここでは、今まで私が行ってきた図書館における医療健康講座のいくつかを紹介していきたいと思います。みなさまの参考になれば幸いです。

2 | 図書館で認知症予防講座

　近年、認知症への関心が高まっていることは周知のことだと思います。しかし、認知症はその諸症状をはじめ、実態については意外と知られていないのではないでしょうか。一般的な認知症のイメージというと、「記憶力が低下して何もできなくなってしまう恐ろしい病気」といったものだと思います。ですが認知症とは状態像の総称であって、いろいろな原因疾患から生じるものなのです。

　そして認知症にはアルツハイマー型認知症のほかにもいくつかのタイプが知られています。例えばレビー小体型認知症は幻視、動作緩慢、睡眠障害などを主症状とするため、アルツハイマー型認知症とは別の視点からのケアも必要となってくるでしょう。認知症についての正しい知識を持つことは、適切なケアの第一歩です。そして自分自身が認知症にならないためにも必要なことだといえるでしょう。

　ここでは埼玉県鶴ヶ島市立中央図書館、葛飾区立中央図書館での講演について紹介します。

活動報告① 埼玉県鶴ヶ島市立中央図書館 2015年12月19日

●講演タイトル

脳にビタミン足りてますか？ 図書館で認知症予防－基礎知識と予防方法

●プログラム

講師による講演100分

●参加者

地域住民60名

●講演内容

認知症の基礎知識

認知症ケアの基礎知識

認知症予防に役立つ運動の紹介

●参加者の感想

家族に認知症患者がいるが、対応の仕方などとても参考になった。

認知症の予防運動について具体的な方法がわかってよかった。

予防運動は長く続けることが大切だと実感した。

●所感

実際に認知症の家族を介護している人も来ており、切実さが伝わってきた。

自分も認知症になってしまうではないかと不安を持っている

人に対しては、日常生活のなかで具体的にできることを伝える必要があると感じた。

認知症は人間性が崩壊する怖い病気であるという極端な認識の人もいるので、正しい知識を伝えていくことは大切であると感じた。

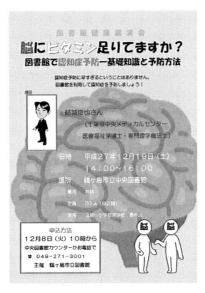

埼玉県鶴ヶ島市立中央図書館講演会チラシ

活動報告② 葛飾区立中央図書館 2016年2月20日・2月28日

●講演タイトル

第一回：認知症の基礎と予防策

第二回：認知症ケアのポイントとその予防策

●プログラム

講師による講演90分

●参加者

地域住民約45名

●講演内容

認知症の基礎知識

認知症ケアの基礎知識

症状別のケアの実際

認知症予防に役立つ運動の紹介

●参加者の感想

認知症予防のために実行できることがわかったので、今日からやりたい。

認知症の人へのケアについて知ることができてよかった。

認知症予防運動を実際に体験できたのがよかった。

●所感

参加者の7割以上を占める60〜70代の人は、自分の認知症予防と家族に対する認知症介護との両方に関心があることを実感した。

実際に認知症の家族を介護している人にとっては、このような講座に参加し、自分の話を聞いてもらうこと自体が、その介護者のケアになる場合があると感じた。

まとめ

今回の参加者のなかには、実際に認知症の人を介護している人が何人もいました。みなさんの話を聞いていると、日々悩みながら介護されている様子が伝わってきます。「夫が大声を出して暴れる」、「どこかへ行ってしまうので目が離せない」といった状況を少しでも改善したい、そんな思いで参加された方もいました。そのうちの何人かが「図書館という身近な施設でこのような企画をやってくれるのはうれしい」といっていたのが印象に残っています。

認知症が進行した人の言動は、ときに人間性が崩壊してしまったようにみえることがあるかもしれません。そのようなとき、家族や介護者は途方に暮れてしまうでしょう。しかし、そのような言動をとる背景には、それなりの理由があることが理解できれば、また別のケアが可能になるかもしれません。したがって、認知症ケアについての基本的な知識を伝えることは、とても重要なことだと実感しました。

そしてもうひとつ大切なのが認知症の予防です。誰しも最後まで自分のことは自分でやりたいというのが共通した思いでしょう。そのためには、中年期に入ったら自分の生活習慣を見

直してみることが必要です。認知症と生活習慣病の関連性については、これからも啓発していけたらと思っています。

　また今回の講座では認知症予防に役立ついくつかの運動を紹介しました。参加者のみなさんにも体験してもらいましたが、概ね好評だったようです。このような体験型学習をきっかけとして運動が習慣化すれば、図書館におけるこのような活動は、認知症予防に貢献できるものであると再認識しました。

　今後、図書館における認知症の企画展示やコーナー設置などの活動と連動しながら、地道に活動していきたいと思います。

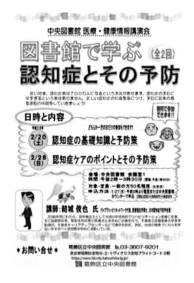

葛飾区立中央図書館講演会チラシ

3 | 図書館でロコモ予防講座

　「ロコモ」とはロコモティブシンドロームの略称であり、骨や関節、そして筋肉などの運動器が障害されることによって、要介護の状態や要介護リスクの高い状態のことです。日本整形外科学会では、2007年からこの新しい概念を提唱し、予防啓発を行っています。ロコモティブシンドロームを予防するためには、筋力トレーニングを行うなど、普段からの心がけが大切です。高齢者はもちろん、若い方も油断していると、思いのほか衰えが進行している場合もあります。よって多くの世代の方がロコモ予防についての知識をもつことは重要と考えています。

　ここでは鳥取県立図書館、埼玉県立久喜図書館での講演について紹介します。

活動報告③ 鳥取県立図書館 2015年10月25日
●講演タイトル

　知ってなっとく！転倒予防 サルコペニアとロコモティブシンドローム
●プログラム

　講師による講演90分

図書館員による音読教室体験20分

●参加者

地域住民64名

●講演内容

ロコモティブシンドロームとサルコペニア（筋肉減少症）の基礎知識

ロコモティブシンドロームとサルコペニアの簡単なチェックポイント

ロコモティブシンドロームとサルコペニアの予防運動

●参加者の感想

わかりやすい内容でとても参考になった。

教わった内容を今後も続けていきたい。

腹横筋トレーニングの要領がいまひとつわかりづらかった。

●所感

会場のキャパシティは十分であり、運動のデモンストレーションも支障なく行えた。

手話通訳がついたので、多くの方に聞いてもらうことができた。

予防運動（トレーニング）の正しい方法を覚えてもらうには、フォローアップが必要だと感じた。

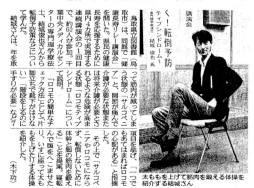

「ロコモ」予防策は？

県立図書館

健康長寿
リレー講演　理学療法士が伝授

講演会

〜！転倒予防
ティブシンドローム〜
専門理学療法士
結城　俊也　氏

　鳥取県立図書館（鳥取市）は、同館で「健康長寿リレー講演会」を開いた。県民の健康長寿を応援するために県内4カ所で実施する連続講演会の1回目で、約60人が参加。千葉中央メディカルセンターの専門理学療法士「結城俊也さんから転倒予防策などについて学んだ。

　って筋肉が減ってしまう状態の「サルコペニア」と、関節が痛んで介護が必要な状態または将来介護が必要とされるような危険性が高まる状態「ロコモティブシンドローム」について説明。

　その上で「サルコペニアやロコモにならず、いすに座って太ももを上げ下げする体操体幹と脚の筋肉を鍛える」ことを提案。「転倒しないために項目を挙げ、「一つでもあてはまればロコモの心配がある」と指摘した。

　「ロコモの簡単なチェック方法」として片脚立ちで靴下がはけない▽階段を上るのに手すりが必要──など7項目を紹介した。結城さんは、年を取り

（木下功）

日本海新聞（平成27年10月30日）

活動報告④ 埼玉県立久喜図書館 2016年3月5日

●講演タイトル

　ミドルから始める転倒予防〜アンチ・エイジングは健脚から！

●プログラム

　講師による講演90分

　図書館員による健康寿命延伸に役立つ資料・ウェブサイトの紹介20分

●参加者

　地域住民約45名

●講演内容

ロコモティブシンドロームとサルコペニア（筋肉減少症）の基礎知識

ロコモティブシンドロームとサルコペニアの簡単なチェックポイント

ロコモティブシンドロームとサルコペニアの予防運動

●参加者の感想

さっそく家でトレーニングをしてみた。

骨格模型などを使って説明してもらえたのでよく理解できた。

膝の悪い友人にも教えようと思う。

●所感

転倒に対して恐怖心を抱いている人が多いことを実感した。

骨格標本でビジュアルに訴えながら説明すると、イメージしやすいのではないかと感じた。

あふれる健康情報のなかで、何を信じてよいのか迷っている人が多くいることがうかがえた。

まとめ

高齢者だけでなく、20〜30代の若年者も参加していたこと、また3割程は男性参加者であったことは特筆すべきことだと思います。先ほども述べたように、これまで同様の講演を医療保健施設で行ってきましたが、参加者は中高年女性に偏る傾

向がありました。今回、若年者や男性参加者が一定数いたことのひとつの理由は、「図書館という場の力」が作用したとは考えられないでしょうか。ここでいう「図書館という場の力」とは、親しみやすい身近な施設だからこそ、構えずに足を運ばせる力ということです。この点については、さらに検討していきたいと思っています。

　最後に今後の課題についてひとつだけ述べておきます。それは図書館における1回きりの講演ではフォローアップができないことです。例えば運動の方法を正しく理解しているのか、継続はできているのかなどについてはチェックできません。せっかく行った講演をその場限りのものにしないためには何ができるのか。この点も引き続き検討していく必要があるでしょう。

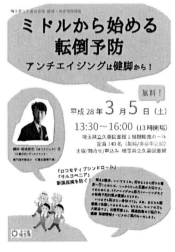

埼玉県立久喜図書館チラシ

4 | 図書館ロビーで転倒予防講座

　ここまで紹介してきた図書館での講演は、すべて事前申し込み制（定員あり）であり、ホールや会議室など仕切られた空間で行われたものでした。今回紹介する例は、図書館ロビーに簡易なカフェを設営し、そのカフェ内で講演を行うというスタイルのものです。この企画は地元市民が運営するロビーカフェとタイアップして行ったものであり、誰でも参加自由、コーヒーなどを飲みながらゆったりと聞いてもらえる魅力的なものでした。またオープンスペースなので、図書館に来ただけの人も、ちょっと足を止めて聞くことができるという点も特徴的といえるでしょう。

　ここでは神奈川県川崎市宮前図書館での講演について紹介します。

活動報告⑤ 神奈川県川崎市立宮前図書館 2015年3月10日

●講演タイトル

　あなたの健康と転倒防止の "コツ"

●プログラム

　図書館員によるブックトーク10分

　講師による講演40分

●参加者

地域住民20〜30名

●講演内容

高齢者の転倒事情について

加齢に伴う身体機能の低下について

ロコモティブシンドロームとサルコペニア（筋肉減少症）の
基礎知識

転倒予防運動について

●参加者の感想

筋肉を減らさないためには、食事と運動が大事だということ
がわかった。

90歳以上の人のための運動方法について教えてほしい。

たまたま図書館に来たらやっていたので聞いたが、意外とお
もしろかった。

●所感

ロビーカフェ内での講演だったので、リラックスした雰囲気
の中で行うことができた。

講演終了後、カフェ内でコーヒーを飲みながら、参加者と語
り合うことができた。

だれでも自由に参加できるロビー講演というスタイルは、医
療や健康に興味のない人にも聞いてもらえる可能性がある
と感じた。

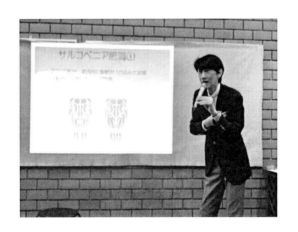

図書館ロビーにおける講演の様子

まとめ

　自分の健康に無頓着であったり、医療情報などにはあまり興味がない人に対して、医療健康講座への参加を促しても、なかなか足を向けてくれません。しかし、本来ならこういう人たちにこそ講座へ参加してもらい、健康行動のきっかけとしてほしいのです。では、どうしたら講座に参加してもらえるでしょうか。そのひとつのヒントが、今回行ったオープンスペースでの講演というスタイルのなかに潜んでいるのではないかと思います。

　ある参加者は講演など聞くつもりはなかったけれど、図書館へ来たらたまたまやっていたので聞いてみたと話していました。この話を参考にするなら、人々の耳目に触れる場所で講演

を行っていれば、違う目的でそこを訪れた人を講演に引き込む
ことも不可能ではないということになります。図書館ロビーと
いうオープンスペースで講演を行うことの魅力は、医療や健康
に関心のない層の人たちにも、関心を持ってもらうきっかけの
場になりうるという点にあるのです。今後もこのようなスタイ
ルでの講演を行っていきたいと思います。

5 | 今後の活動

　ここまで過去に行ったライブラリハビリ活動の一部について
紹介しました。先にも述べましたが、図書館は医療保健施設で
は呼び込めなかった人たちに、健康づくりの重要性を喚起でき
る場であると考えています。今後も図書館のみなさまと様々な
かたちで協力していけたらと思います。最後に今後行ってみた
い企画について載せておきます。

① 史跡・名所めぐりマップの作成
　その地域の史跡や名所を紹介したマップを作成して、図書館
利用者に配布します。利用者にはそのマップを参考にしてもら
い、史跡・名所をめぐりながら来館してもらえるようにすると
いうのはどうでしょうか。各史跡や名所から図書館までの距離

を記載しておけば、ウォーキングに対するモチベーションも上がるでしょう。また今見てきた史跡などの来歴がわかるような資料をまとめて展示しておけば、一層興味をそそるかもしれません。

② 講演「読み聞かせ活動の身体的効果」の開催

　第2章でも述べたように、声を出して本を読む、想像力を豊かにして物語を聞くという活動は脳を活性化させます。つまり読む人、聞く人双方にとって身体的にメリットのある活動です。よってぜひ多くの方に参加してもらいたいと思います。そこで読み聞かせの科学的な効果についての講演を行えば、当該活動に参加してみようという人も増えるのではないでしょうか。

③ 出張図書館「ショッピングセンターで健康講座」の開催

　図書館にある健康関連書籍をショッピングセンターに持ち込んで出張図書館を開き、同時に健康講座を開催するというものです。これはより多くの人が利用する生活圏に出張することによって、健康づくりに興味のない人にも聞いてもらうことを意図した企画です。図書館で来館者を待っているだけでなく、こちらから出かけていくという意味では、攻めの情報提供といえるのではないでしょうか。

参考資料

第1章

1. 認知症の症状・2. 脳の疾患による認知症の分類

○朝田 隆. 専門医が教える認知症. 幻冬舎, 2016.

○小坂憲司. 認知症の防ぎ方と介護のコツ 家族と自分の不安を
減らす本. 角川マーケティング, 2011.

○山口晴保. 認知症予防第2版－読めば納得！脳を守るライフ
スタイルの秘訣－. 協同医書出版社, 2014.

3. 注目される軽度認知障害

○Petersen RC, et al. Mild cognitive impairment as a clinical
entity and treatment target. Arch Neurol 62: 1160-1163,
2005.

○Manly JJ. et al. Implementing diagnostic criteria and
estimating frequency of mild cognitive in an urban
community. Arch Neurol 62: 1739-1746, 2005.

4. 認知症と生活習慣病

○Whitmer RA, et al Body mass index in midlife and
risk of Alzheimer disease and vascular dementia. Curr
Alzeheimer Res 4: 103-109, 2007.

○Kivipelto M, et al Obesity and vascular risk factors at
midlife and the risk of dementia and Alzheimer disease.

Arch Neurol 62: 1556-1560, 2005.

○谷崎弓裕ら. 糖尿病とアルツハイマー病の関連－久山町研究

から－. アンチ・エイジング医学4: 68-74, 2008.

5. 社会脳と認知症

○伊古田俊夫. 社会脳からみた認知症. 講談社, 2014.

○村井俊哉. 人の気持ちがわかる脳. ちくま新書, 2009.

第2章

1. ちょい早歩きで図書館へ

　～認知症予防のきめ手は早歩き！！～

○Verghese J, et al. Motoric cognitive risk syndrome: multicountry prevalence and dementia risk. Neurology 83: 718-726, 2014.

○Abbott RD, et al Walking and dementia in physically capable elderly men. JAMA 292: 1447-1453, 2004.

○Erickson KI, et al. Exercise training increases size of hippocampus and improves memory. Proc Natl Acad Sci USA 108: 3017-3022, 2011.

2. ちょっと寄り道・筋力トレーニング

　～筋トレがうつに効く！？～

○Ngandu T, et al. A 2 year multidomain intervention of diet, exercise, cognitive training, and vascular risk monitoring versus control to prevent cognitive decline in at-risk elderly people (FINGER): a randomised controlled trial. Lancet 385: 2255-2263, 2015.

○Migliorelli R, et al. Prevalence and correlates of dysthymia and major depression in Alzheimer' s disease. Am J Psychiatry 152: 37-44, 1994.

○Borroni B, et al. Behavioral and psychological symptoms in dementia with Lewy-bodies (DLB) : Frequency and relationship with disease severity and motor impairment. Arch Gerontol Geriatr 46: 101-106, 2008.

○Modrego PJ, et al. Depression in patients with mild cognitive impairment increases the risk of developing dementia of Alzheimer type : a prospective cohort study. Arch Neurol 61: 1290-1293, 2004.

○Agudelo LZ, et al. Skeletal muscle PGC-1 α 1 modulates kynurenine metabolism and mediates resilience to stress-induced depression. Cell 159 (1): 33-45, 2014.

○Diniz BS, et al. Late-life depression and risk of vascular dementia and Alzheimer' s disease; Systematic review and meta-analysis of community -based cohort studies. Br j Psychiatry 202: 329-335, 2013.

3. 本探しで脳力アップ
～覚えて探してワーキングメモリを鍛えよう～

○久保田競. 脳を探検する. 講談社, 1998.

○松村道一, 小田伸午, 石原明彦 編著. 脳百話 ―運動の仕組みを解き明かす―. 市村出版, 2003.

○松波謙一, 内藤栄一. 運動と脳 – 身体を動かす脳のメカニズム. サイエンス社, 2000.

4. 読書で育脳（イクノウ）しませんか
～知的好奇心に貪欲であれ～

○酒井邦嘉. 脳を創る読書 なぜ「紙の本」が人にとって必要なのか. 実業之日本車, 2011.

○メアリアン・ウルフ. 小松 淳子 訳. プルーストとイカ – 読書は脳をどのように変えるのか?. インターシフト, 2008.

○苧坂満里子. 読書における文の理解とワーキングメモリ. 苧坂直行 編. 小説を愉しむ脳 神経文学という新たな領域. pp.105-137, 新曜社, 2014.

○Wilson RS, et al. Life-span cognitive activity, neuropathologic burden, and cognitive aging. Neurology 81: 314-321, 2013.

○Ochsner KN. Are affective events richly recollected or simply familiar? The experience and process of recognizing feelings past. J Exp Psychol Gen 129: 242-261,

2000.

5. ランチタイムは図書館で
〜作って食べて認知症予防〜

○山下満智子ら. 調理による脳の活性化(第一報)近赤外線計測装置による調理中の脳の活性化計測実験. 日本食生活学会誌 17: 125-129, 2006.

○小野塚實. 認知症を『噛む力』で治す. SBクリエイティブ, 2014.

○大平哲也. 笑って認知症を予防できるか. エイジングアンドヘルス22: 20-23, 2014.

6. 読み聞かせが効果あり！？
〜カルノタウルスが脳内を闊歩する〜

○倉岡正高ら. シニアの絵本読み聞かせインストラクターマニュアル. 東京都健康長寿医療センター, 2012.

○川島隆太, 安達忠夫. 脳と音読. 講談社, 2004.

○苧坂直行. オノマトペ表現を愉しむ脳. 苧坂直行 編. 小説を愉しむ脳 神経文学という新たな領域. pp.139-165, 新曜社, 2014.

○オギュスタン・ベルク. 宮原 信 訳. 空間の日本文化. 筑摩書房, 1994.

○Osaka N, et al. An emotion-based facial expression word activates laughter module in the human brain: a functional magnetic resonance imaging study. Neurosci Lett. 340:

127-30, 2003.

7. 図書館イベントで元気脳
〜人との交流は脳のごちそうです〜

○Fratiglioni L, et al. An active and socially integrated lifestyle in late life might protect against dementia. Lancet Neurol. 3: 343-353, 2004.

○篠原菊紀. 脳科学が教えてくれた 覚えられる 忘れない！記憶術. すばる舎, 2015.

○Roberts RO, et al. Risk and protective factors for cognitive impairment in persons aged 85 years and older. Neurology. 84: 1854-1861, 2015.

この他にも認知症関連の各サイトを参考にしました

著者略歴

結城 俊也（ゆうき・としや）

23年間にわたり千葉中央メディカルセンターに勤務。
現在、都内の障害者施設に勤務しながら、図書館等において医療
健康講座を開催している。
専門理学療法士（神経）、介護支援専門員、博士（医療福祉学）、
日本認知症予防学会員。

認知症予防におすすめ図書館利用術
―フレッシュ脳の保ち方

2017年1月25日　第1刷発行
2018年9月25日　第3刷発行

著　　　者／結城俊也
発 行 者／大高利夫
発　　　行／日外アソシエーツ株式会社
　　　　　　〒140-0013 東京都品川区南大井6-16-16 鈴中ビル大森アネックス
　　　　　　電話 (03)3763-5241 (代表)　FAX(03)3764-0845
　　　　　　URL http://www.nichigai.co.jp/

発 売 元／株式会社紀伊國屋書店
　　　　　　〒163-8636 東京都新宿区新宿 3-17-7
　　　　　　電話 (03)3354-0131 (代表)
　　　　　　ホールセール部 (営業) 電話 (03)6910-0519

印刷・製本／株式会社 デジタル パブリッシング サービス